BIG IDEAS
超级脑洞
身体保卫战

〔英〕威廉·波特　〔英〕海伦·奥特韦 著
〔加〕卢克·赛甘–马吉 绘　唐子涵 译

U0257406

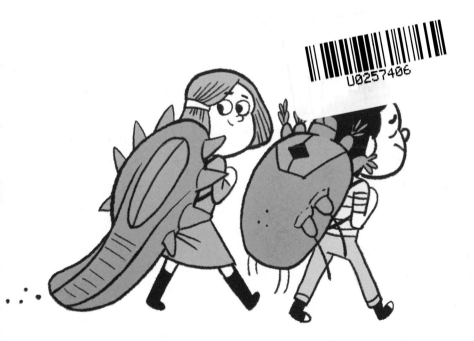

晨光出版社

图书在版编目（CIP）数据

身体保卫战 /（英）威廉·波特，（英）海伦·奥特
韦著；（加）卢克·赛甘－马吉绘；唐子涵译 . — 昆明：
晨光出版社，2023.5（2024.4 重印）
（超级脑洞）
ISBN 978-7-5715-1585-0

Ⅰ.①身… Ⅱ.①威… ②海… ③卢… ④唐… Ⅲ.
①人体 - 儿童读物 Ⅳ.① R32-49

中国版本图书馆 CIP 数据核字（2022）第 110693 号

著作权合同登记号 图字：23-2022-023 号

CHAOJI NAODONG
SHENTI BAOWEI ZHAN

BIG IDEAS
超级脑洞
身体保卫战

〔英〕威廉·波特 〔英〕海伦·奥特韦 著
〔加〕卢克·赛甘－马吉 绘 唐子涵 译

出 版 人 杨旭恒

项目策划 禹田文化
执行策划 孙淑婧 韩青宁
责任编辑 李 政
版权编辑 张静怡
项目编辑 张文燕
装帧设计 张 然

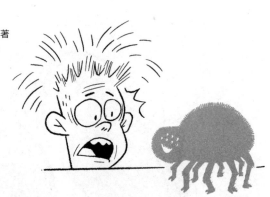

出　　版 晨光出版社
地　　址 昆明市环城西路 609 号新闻出版大楼
邮　　编 650034
发行电话 （010）88356856 88356858
印　　刷 小森印刷霸州有限公司
经　　销 各地新华书店
版　　次 2023 年 5 月第 1 版
印　　次 2024 年 4 月第 2 次印刷
开　　本 145mm×210mm 32 开
印　　张 4
Ｉ Ｓ Ｂ Ｎ 978-7-5715-1585-0
字　　数 65 千
定　　价 25.00 元

退换声明：若有印刷质量问题，请及时和销售部门（010-88356856）联系退换。

目录

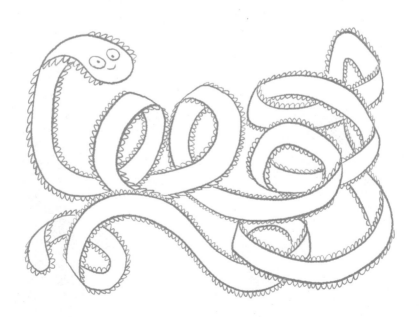

你了解你的身体吗？

在这本科学揭秘小百科里，有着致命的疾病、可怕的细菌、活动的蠕虫，以及让你皮肤发痒的东西。

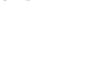

如果你想知道更多关于你身体的秘密，比如它是如何工作的，为什么有时候它会出现故障，为什么有时候它会散发出一些奇怪的味道……你算是找对地方了。一起来读读这本书吧！

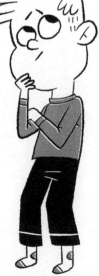

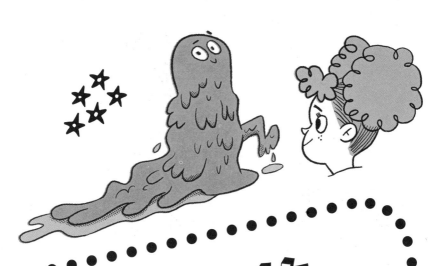

奇妙的
人体部位

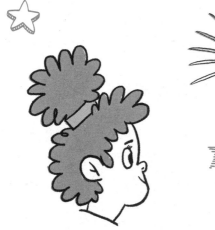

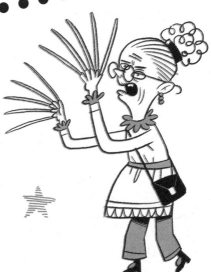

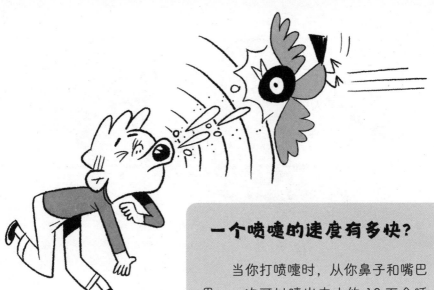

一个喷嚏的速度有多快？

当你打喷嚏时，从你鼻子和嘴巴里，一次可以喷出来大约 10 万个唾液飞沫，这些飞沫在空气中以每小时约 160 千米的速度传播，这个速度相当于 2 级飓风的风速了！

嗅觉和味觉，哪个更灵敏？

人的嗅觉要比味觉灵敏。你能品尝出来的味道中，大约 80% 都源于你闻到的味道，这也是当你感冒时，嘴巴尝不出味道的原因。

为什么放屁会有声音？

放屁之所以会发出声音，是因为当肠道里面的气体量比较大时，直肠内压力也随之变大，气体随肠道蠕动向下运行，经肛门括约肌后，由肛门排出。压力较大的气流通过狭窄通道时，会因空气振动发出响声。

打哈欠有什么用？

打哈欠是人体的一种本能反应，不受人的意志所控制。有专家研究称，大脑温度升高会引发哈欠，而打哈欠可以降低大脑温度和缓解大脑疲劳。

宇航员在太空中怎么刷牙？

在太空中，宇航员使用的牙膏是可食用的，刷完牙后就直接将其吞下去，避免用到水。

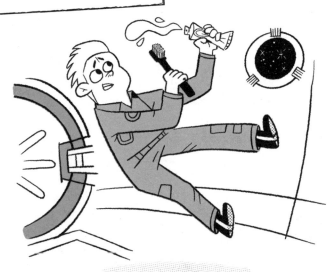

你会一直出汗吗？

其实你整天都在出汗，虽然你感觉不到。据研究显示，人类大约有 200 万 ~500 万个汗腺，且人体每天至少要排出 500 毫升的汗，从而控制人体的温度正常。

你知道吗？

你的指纹、掌纹、舌纹，甚至连脚趾纹和足底纹都是独一无二的！

敷面膜真的可以延缓衰老吗？

据研究称，有些优质面膜里面含有多种营养成分，可有效滋养和保护皮肤，但并不能完全阻止皮肤衰老。

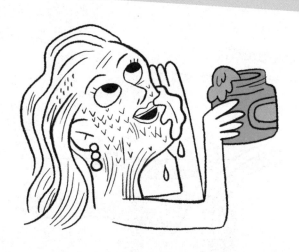

为什么泡水时间长了手脚会皱？

人体手脚部位的皮肤与身体其他皮肤不一样。长时间泡水后，手脚部位皮肤的角质层会吸收大量水分，导致表皮变软变白，使皮肤变皱。

为什么人在水下看东西会很模糊？

光在水中的传播速度比在空气中小，且正常人眼睛里的晶状体在水中汇聚能力弱，无法清楚地聚焦成像。所以人在水下看东西会很模糊。

人一生中总共会拥有多少层皮肤？

人的皮肤细胞几乎每个月都会新陈代谢一次，这意味着你一生大约会更新1000层皮肤！

人一天能制造多少口水？

人每天都会分泌大量唾液——大约有1~1.5升。而一头奶牛每天分泌的唾液是人分泌的约150倍！

一天中哪个时间段人的嗅觉最灵敏？

人的嗅觉阈值在一天中是变化的，一般清晨人的嗅觉较灵敏，晚上较迟钝。

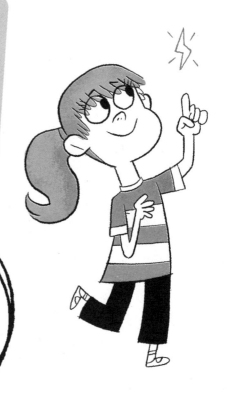

你知道吗？

人类比地球上大多数哺乳动物更加长寿。

最常见的眼睛颜色是什么?

棕色眼睛是世界上最常见的眼睛颜色,据统计,有约79%的世界人口有棕色眼睛。

人的舌头是什么形状的?

人舌头的形状与遗传因素有关。身体健康的人的舌头基本都是圆形和尖形的,也有一些生病的人舌头可能会出现其他形状。

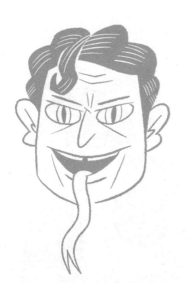

你知道吗?

你的指纹在你还是3~4个月的胎儿时,在母体中就已经形成了。

可乐对你的牙齿有什么影响?

可乐是一种碳酸类饮料,长期喝可乐会损伤牙齿的牙釉质,加重牙齿表面的酸蚀,容易出现蛀牙,而且也会对身体健康造成一定的影响。

为什么鼻涕黏糊糊的？

正常人的鼻子应该是干净、没有异物的，当出现鼻涕的时候证明这个人可能生病了。鼻涕可以是黏性的，可以是黏脓性的，也可以是清水样的。当出现黏性鼻涕时，大部分都是感冒或者细菌感染引起的。

你的眼部肌肉有多忙？

人的眼部肌肉几乎不会停歇，它们每天运动超过10万次，甚至在人睡觉的时候它们仍在忙碌！

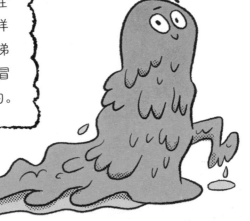

你知道吗？

人在18~28岁的时候，听觉处于人生的最佳状态。

你知道吗？

有些香水含有一种叫"龙涎香"的东西。那是一种抹香鲸科动物——抹香鲸肠内分泌物的一种干燥品，它也可以作为香水的定香剂。

为什么汗液闻起来臭臭的？

人的汗液成分中有约 99% 是水分，所以汗液本身是没有味道的。之所以有些汗液闻起来臭臭的，是因为汗液与皮肤表面的细菌混合产生了臭味，一般在多汗和汗液不易蒸发的部位容易出现异味。

实验室里能培育出新的人类皮肤吗？

目前，有科学家称已经利用具有再分化能力的干细胞，在实验室内制造出了具有完整组成和一定三维结构的人类皮肤组织，但目前还不能用在人类身上。

你知道吗？

如果你不小心割伤了自己，你的身体各处器官会迅速开始运转，细胞开始增生，以保护伤口处不受感染，使伤口迅速愈合。

眼泪是什么味道的?

眼泪基本上都是咸的。眼泪是一种弱酸性的透明液体,有约 98% 都是水,并含有少量无机盐、蛋白质等成分。

为什么嘴唇会干?

皮脂是皮肤腺体分泌的油性物质,可以滋润皮肤。嘴唇是没有皮肤遮盖的地方,无法分泌皮脂,所以容易干燥。

肚脐是怎么来的?

肚脐是脐带剪断后留下的疤痕。你的肚脐形状是什么样的,取决于你出生时脐带的形状和大小。

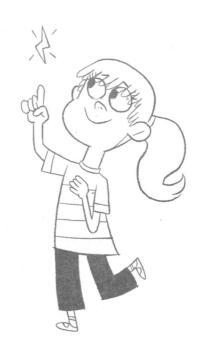

味蕾的寿命是多久？

每个味蕾只能存活 10 天左右！而年轻人的味蕾更新速度更加快。

脚出汗是正常现象吗？

是的。人的脚上约有 25 万个汗腺，这使得双脚成为身体最爱出汗的部位之一。

为什么有些外国人天生就是金发呢？

基因决定了一个人的发色，环境也会影响一个种族的发色和肤色。金发人种主要分布在欧洲等纬度较高的地方，这里紫外线少，所以他们的皮肤和毛发中的黑色素含量就很少，长期下来就自然而然地形成了白皮肤和金头发。

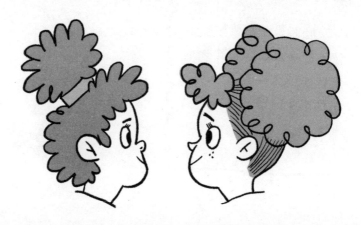

所有的脂肪都一样吗?

通常来说,人体有 2 种脂肪组织——白色脂肪组织和棕色脂肪组织。白色脂肪组织主要分布在皮下组织和内脏周围,主要作用是将脂肪储藏起来。棕色脂肪的功能是将能量转化为热能,存在于人和所有哺乳动物体内,但主要是在新生儿和幼小的哺乳动物体内。

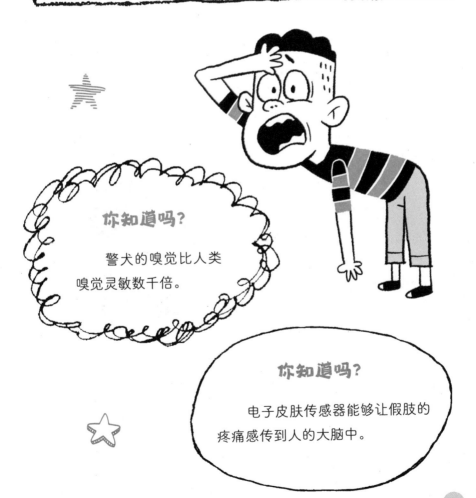

你知道吗?

警犬的嗅觉比人类嗅觉灵敏数千倍。

你知道吗?

电子皮肤传感器能够让假肢的疼痛感传到人的大脑中。

你的鼻涕去哪儿了？

正常人每天都会分泌约数百毫升的鼻涕，但是，你会发现流鼻涕的人不多，那是因为绝大部分鼻涕都顺着鼻黏膜纤毛运动的方向，流到了咽部，从而进入到肠胃中，也就是说你把你的鼻涕吃了。

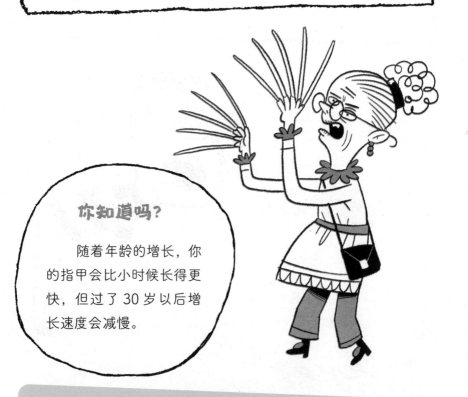

你知道吗？

随着年龄的增长，你的指甲会比小时候长得更快，但过了 30 岁以后增长速度会减慢。

每个人的声音都不同吗？

世界上没有人会拥有和你相同的声音。你的喉头、鼻子以及嘴的形状都会影响你说话发音的方式，所以你的声音是独一无二的。

谁的鼻毛最多？

通常，男人的鼻毛比女人的多。而且，随着年龄的增长，鼻毛还会变长！

为什么在感觉到痛感之前你会先感觉到撞击？

人体中触摸信号比疼痛信号传送到大脑的速度要快。这就是为何在痛感来临之前，你会先感觉到脚趾头撞上了某个东西的原因。

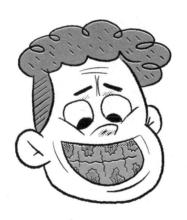

牙医为什么会给人刮牙？

刮牙是牙医治疗牙齿疾病的一种方法，主要是将牙齿上的结石清除下来，磨平牙面，这样可以防止口腔里的细菌滋生。有的牙结石特别坚固，还需要医生借助超声波来把它清理掉。

人每天都在脱皮吗？

是的。据研究发现，人每分钟都会脱落 3 万~4 万个皮肤细胞，照这样计算的话，我们每年脱落的死皮都能达到 4 千克左右。不要担心哦，这是人体的自然更新代谢现象。

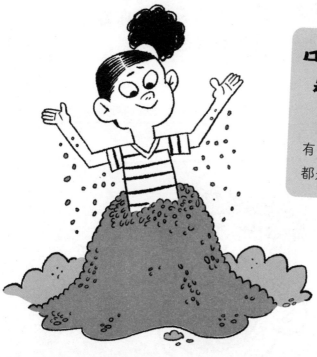

口水的成分是什么？

你的唾液有 99% 的成分都是水。

人哭的时候为什么会流鼻涕？

因为人的鼻子和眼睛是相通的，当人哭泣时，一部分眼泪会从眼鼻相通的鼻泪管中流向鼻腔，鼻腔黏膜受泪水刺激分泌物就会增多。

为什么人的手指有长有短？

人类是由古猿通过劳动进化来的，而人类的双手要在长期进化中适应各种复杂的劳动，所以人类的手指在发展过程中自然而然地选择了最有利于我们的生长方式。

你的头发有多长的寿命？

每根头发都有生长期、退化期、休止期三个生长阶段。人的头发并不会一直长下去，每根头发的寿命为 5 年左右，到时间了它就会自动脱落。但是不用担心变成秃头，因为我们的头发也是会源源不断地重新长出来的。

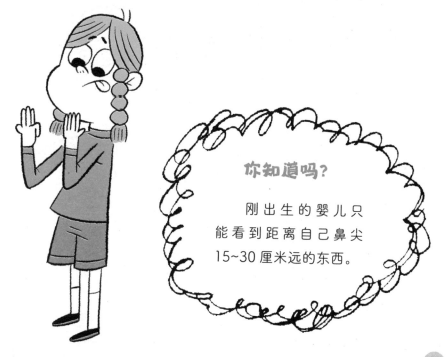

你知道吗？

刚出生的婴儿只能看到距离自己鼻尖 15~30 厘米远的东西。

你在太空中哭泣时眼泪会掉下来吗？

在太空哭泣的话，眼泪并不会像在地球上这样掉下来，因为太空中处于失重状态，液体会聚集在一起，可能形成球体。

只有舌头上才有味蕾吗？

不是的。有研究表明，舌头上的味蕾比较发达，但并不是所有味蕾都在舌头上面，我们的喉咙或者肠子里也可能有味蕾分布。

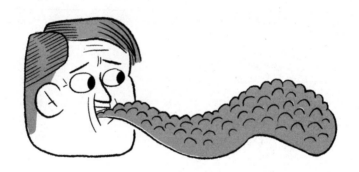

你知道吗？

没有人的眼睛会和你的眼睛完全一样！人的虹膜约有200多量化特征点，比指纹还多。

你知道吗？

惯用右手的人倾向于用右侧的牙齿咀嚼食物，而惯用左手的人则更多地习惯用左侧的牙齿咀嚼食物。

为什么脸红时会有发热的感觉？

当你因为某些外部因素导致情绪波动过大时，这种情绪波动会造成身体温度升高或血管扩张。这时，你的全身可能都"红"了，只是脸部的变化会更加明显也最容易被看到。

婴儿一般几个月出生？

我们常说"十月怀胎，一朝分娩"，不过较为科学的说法是，婴儿正常情况下应该40周（280天）左右离开妈妈肚子，来到这个世界。在我国，孕28~37周属于早产范畴，孕37~42周属于正常足月妊娠，超过42周后属于过期妊娠。

刚出生的婴儿会流出眼泪吗？

刚出生的婴儿不会流出眼泪，因为他们的泪腺还没有发育好。

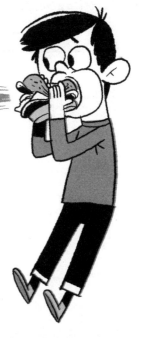

你知道吗？

如果你短期内吃大量的胡萝卜，你的皮肤可能会变成黄色！

有没有动物拥有和人类类似的指纹？

考拉的指纹几乎和人类的一样。由于它们平时爬树、抓树叶等经常会用到手，指纹和掌纹会增加触感，因此它们手上长有指纹，且和人类非常相似。

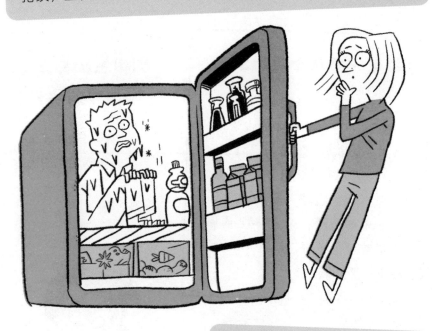

什么是人体冷冻技术？

人体冷冻技术是一种目前尚且不成熟的医学技术，它是把人体或者动物的尸体放在极低温的情况下保存，希望未来先进的医学技术能够复活他们。很遗憾的是，目前还没有医院或研究所能达到这种医疗水平。

耳朵能一直长大吗？

人的耳朵会随着身体的发育而长大，但生长过程非常缓慢。

人体哪里的皮肤最薄？

一般眼睑部位的皮肤最薄，而脚底的皮肤最厚。

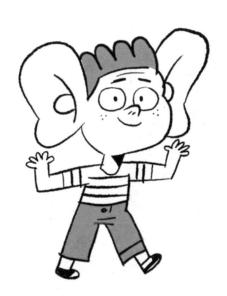

我们会长多少根眼睫毛？

人的上眼睑约有 90~160 根睫毛，而下眼睑约有 70~80 根睫毛。睫毛的生长周期一般是 3~5 个月。

人身体的哪个部位没有血液?

眼角膜是人身体中唯一没有血液供应的部位,因为它必须是清晰干净的,我们才能透过它看东西。但眼角膜有着很多神经末梢,这也是为什么只是擦一下或划一下你的眼睛,你就会感到特别痛的原因。

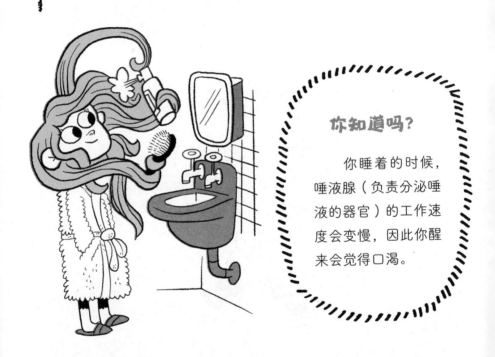

你知道吗?

你睡着的时候,唾液腺(负责分泌唾液的器官)的工作速度会变慢,因此你醒来会觉得口渴。

头发有生命吗?

所有你能看到的头发都是没有生命的,这就是为什么理发的时候你不会觉得痛的原因。头发之所以生长是因为发囊里的生发细胞在不断分裂,所以有生命的是发囊。

手指甲长得快还是脚指甲长得快？

手指甲的生长速度比脚指甲快，而五指中长得最快的手指甲是中指上的指甲。

肥皂是怎么发挥作用的？

肥皂的成分中一部分是溶于水的"亲水基"，一部分是不溶于水的"亲油基"，用肥皂洗涤脏衣物时，经过震动、摩擦，肥皂能把原来不相容的油和水变成"油水交融"的污水，再经清水冲洗，衣物便可变得干净了。

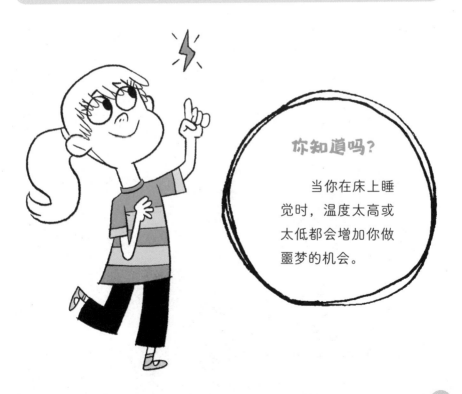

你知道吗？

当你在床上睡觉时，温度太高或太低都会增加你做噩梦的机会。

人为什么会眨眼睛？

眨眼睛是人体的一种生理需要，通过眨眼睛可以保持眼角膜湿润，缓解眼睛的疲劳。同时，眨眼睛还可以清除结膜囊的细菌，保护眼表组织。

你的头发会突然变白吗？

我们的发囊周围有黑色素细胞，所以我们才能保持正常的发色。但随着人体的衰老，黑色素细胞变少，就会有白色头发生长出来。通常情况下，严重的压力或极度震惊可能会破坏人体免疫系统，也会导致黑发全部或大部分脱落，留下大量白发。

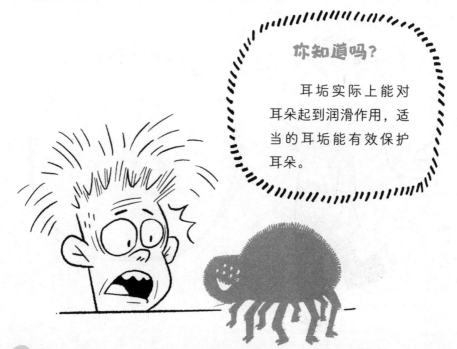

你知道吗？

耳垢实际上能对耳朵起到润滑作用，适当的耳垢能有效保护耳朵。

胡须长得有多快？

胡须比身体其他部位的毛发长得都快，健康男子的胡须每天大约长0.4毫米。这是因为胡子周围的血管分布要比其他部位多，也更容易得到养分。

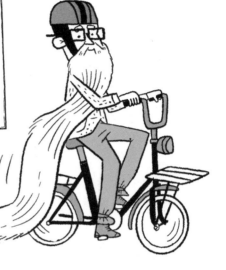

人能辨别出多少种气味？

人的鼻子非常灵敏，有美国研究人员指出，人能识别出约1万亿种不同的气味。

你知道吗？

你的牙齿被牙釉质保护着，牙釉质是你身体里最坚硬的物质。

同卵双胞胎的指纹相同吗？

虽然同卵双胞胎有相同的DNA，但他们的指纹却是不同的。

洗纹身会破坏毛囊吗？

是的。如果纹身比较深的话，清洗它时，不破坏纹身周围的毛囊，颜色很难洗掉。

指甲的成分是什么？

虽然你的头发和指甲看起来不一样，但它们成分相似。它们都是由角蛋白组成的。

大猩猩的毛发比人类的毛发多吗？

人类和大猩猩身上都覆盖着大约 500 万根毛发，不同的是——大猩猩的毛发更厚、更长，而人类的部分毛发都进化成了"绒毛"或"汗毛"。

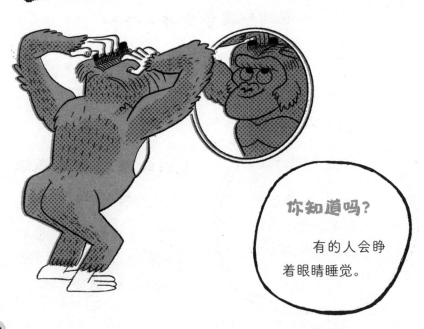

你知道吗？

有的人会睁着眼睛睡觉。

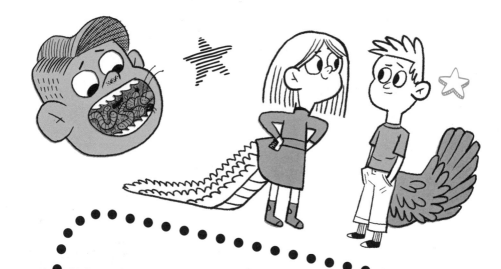

身体内外

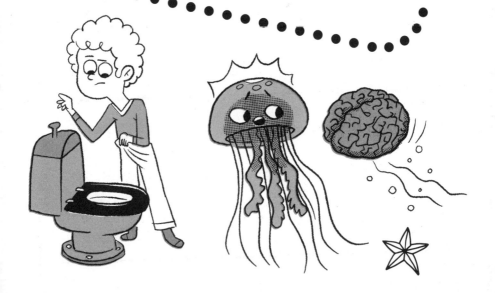

人的尿液能喝吗?

虽然人的尿液是没有毒的,但是它里面有着人体排出的大量废弃物,且含有大量的细菌和病毒,所以不是万不得已,最好不要尝试。

你知道吗?

你的身体由 78 个有明确名称的关节和其他小关节组成。

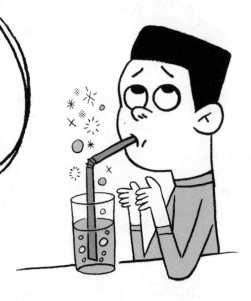

婴儿出生时身体受到的压力大吗?

有科学家找到处于孕晚期的孕妇,对其腹中胎儿进行 3D 扫描和观察,发现婴儿在出生时,承受的压力是常人难以想象的,有些婴儿的头骨甚至会被挤压变形。

人体内含有金属元素吗？

人体内含有几种不同的金属元素，比如血液中的铁和神经系统中的钾。钙是人体中所拥有的最多的金属元素——它使人的骨头和牙齿变得坚硬。

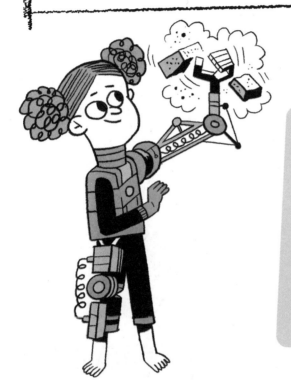

人的身体里有多少血液？

正常情况下，人身体的血液总量会占人体体重的 7%~8%。其中，绝大多数的血液在心脏血管内快速循环。

人体哪个部分消耗能量最大？

大脑是人体消耗能量最大的器官，重量一般占身体总重量的 2%~3%，但是它能消耗约 20% 的身体总能量。有研究表明，大脑会优先满足自身能量的需要，而后将能量再分配给身体其他器官。

为何有些运动员的心脏更大？

有些运动员心脏大和他们运动量比较大有关系。心脏的主要结构是肌肉，一个人长期进行大量运动，其心肌会明显增厚，从而提升心脏的收缩力，增强心脏的射血功能，满足人体对血的需求。

你能控制所有的肌肉吗？

你可以控制你身体的部分肌肉，但还有一些肌肉则是完全"自主"的！你不能随意调控它们，比如心肌。

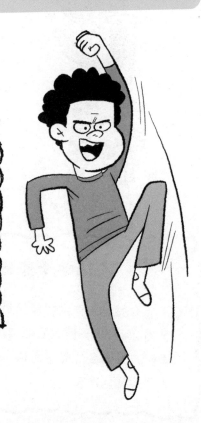

人会吞下多少灰尘？

若按 80 年寿命来计算的话，我们一生中会吸入大约 20 千克的灰尘！

人类有尾巴吗？

人类在胚胎时期是有尾巴的，其长度能达到身体的六分之一，一般在生长 3 个月左右会消失。出生后，人类身上有一块尾椎骨，就是尾巴进化留下的痕迹。

你知道吗？

如果一个人的肝脏停止工作，他将在 24 小时内死亡。

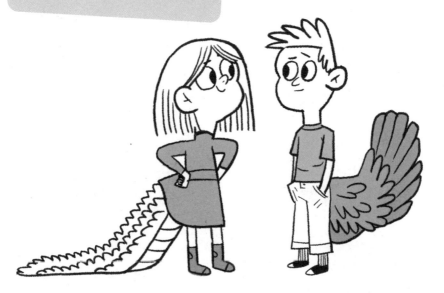

人体中血液的颜色是一样的吗？

虽然人体中的血液都是红色的，但实际上人体不同地方的血液颜色是不一样的。动脉血液含氧量较高，血液会呈现鲜红色，静脉血液含氧量较低，血液呈现暗红色。

人的肠子有多长？

人的肠子包括大肠还有小肠，大肠一般在 1.5 米左右，小肠在 5 米左右，可见我们的消化道是非常长的。

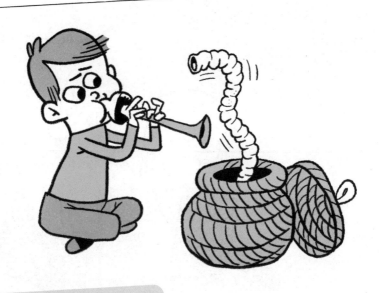

你长大后骨头的数量会减少吗？

会！你出生的时候有 300 多块骨头，但是当你长大后，就只剩 206 块骨头了！别担心，你并不是失去了它们，而是一些小块的骨头慢慢地合并在了一起，变成了更大块的骨头。

你知道吗？

当你感到口渴时，你的身体已经缺水了。这是你的大脑通知你赶紧补水的方式，快去喝水吧！

你知道吗？

你身体里最细小的血管叫作毛细血管，且有400多亿根。它们特别窄，所以红细胞只能排成一排才能通过毛细血管！

你身体里最大块的肌肉是什么？

人体内最大块的肌肉是臀大肌，就是你每天坐下会用到的那块肌肉。

为什么不能说"干巴巴的骨头"？

人的骨头并不像大家以为的那么"干"，它们不仅含有20%的水，还含有果冻状的骨髓，这些骨髓每秒钟能制造1700万个新鲜的血细胞。

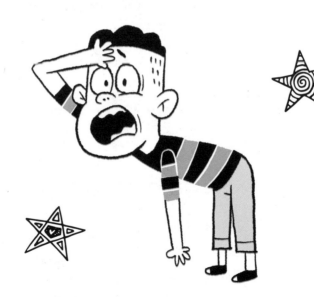

血浆是什么?

构成人体血液的成分有一半以上是血浆。血浆是一种淡黄色的液体,含有营养物质、蛋白质和人体内代谢产生的废物。

人的心跳频率是多少呢?

人的心脏一直在默默地工作,而且每分钟的心跳次数保持在 60~100 次。

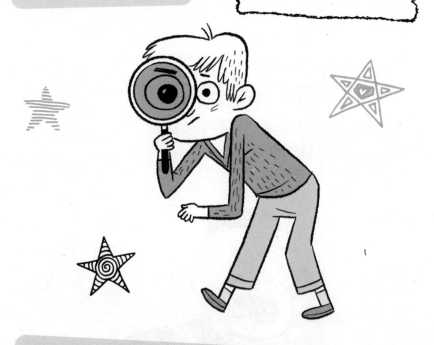

人的大脑能感觉到疼痛吗?

大脑其实是感觉不到疼痛的。在一些纪录片中我们能看到,外科医生给患者做脑部手术的时候,患者能保持清醒,并且感觉不到疼痛。因为我们的大脑是没有疼痛感受器的。

人的两个肺完全一样吗？

并不一样。人右侧的肺有 3 个肺叶，而左侧的肺只有 2 个肺叶。而且左侧的肺比右侧的肺稍微小一些，从而为你的心脏腾出空间。

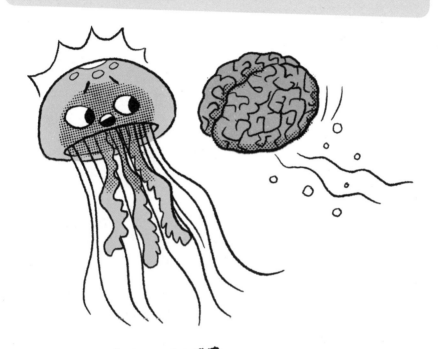

大脑是漂浮着的吗？

是的。其实大脑被一种叫作脑脊液的液体所包围。脑脊液能起到缓冲作用，保护大脑免受撞击和突然运动带来的伤害。

你知道吗？

把你的手握成拳头——这就是你心脏的大小！

人的身体里有别的生物吗?

是的。如果你指的是细菌的话！实际上，在人的肠道里潜伏着 500~1000 多种细菌呢。

你知道吗?

人的肋骨可分为 3 种类型：真肋连接你的脊柱和胸骨；假肋连接你的脊柱和最低端的真肋；浮肋只连接脊柱。说到这里，你是不是想到了猪肋骨?

你知道吗?

你身体里的血液会在 120 天左右全部更新一遍。

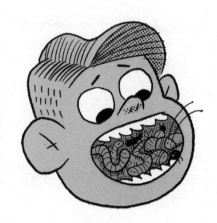

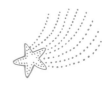

你知道吗?

你的身体不吃东西能够支撑的时间比不睡觉能够支撑的时间长。

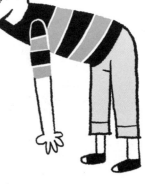

你知道吗?

人脑不仅包括大脑，还包括小脑、脑干和前脑几个部分。

人身体里最长的骨头是哪块?

人身体里最长的骨头是股骨，也叫大腿骨。它位于大腿部，起支撑身体的作用。

如果你快速跑上山会发生什么？

如果你不是经常运动的话，突然快速跑上山会让你很疲劳，并且身体可能会由于肌肉运动过量和缺氧造成呕吐。

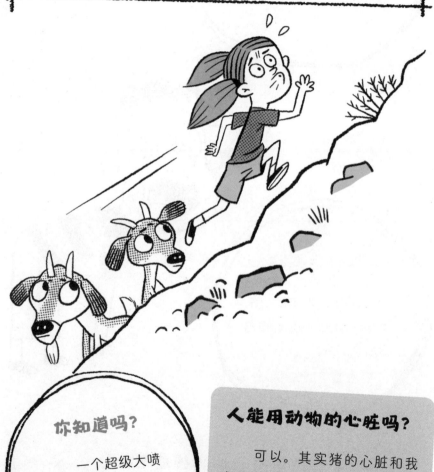

你知道吗？

一个超级大喷嚏可能会使你的肋骨骨折。

人能用动物的心脏吗？

可以。其实猪的心脏和我们的心脏很相似，2022 年 1 月，全球首例移植转基因猪心脏手术在美国成功进行。

人睡着后大脑会休息吗?

　　人类在睡觉的时候,大脑会处于一种更加活跃的状态。它会继续工作,将白天的信息整合归档,第二天白天大家就可以更好地工作了。

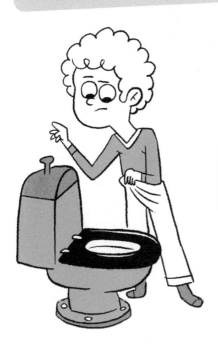

你知道吗?

　　你的身体不能消化番茄的种子,它们将会通过你的肠道直接被排出体外。不信的话,你可以吃点儿番茄试试看!

马桶上的细菌会有危害吗?

　　马桶上有很多的细菌,尤其是公共马桶上。虽然马桶与皮肤接触造成感染疾病的几率是非常低的,但是在一定条件下,感染疾病的风险还是存在的,尤其是在冲洗厕所的时候。所以我们在生活中最好先盖上马桶盖再冲水。

人体内的骨头大多位于哪些部位？

人身体里的骨头几乎有一半位于手、胳膊、腿和脚上。

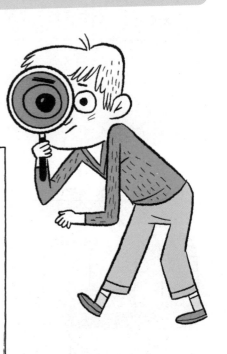

人体内最小的肌肉位于哪个部位？

人身体里最小的肌肉位于耳朵内部。它与身体中最小的骨骼——镫骨相连。

你知道吗？

你大脑里的脑电活动实在太多了，你甚至可以用它来给灯泡发电！

为什么肚子会发出咕噜咕噜的声音？

你的肚子发出过咕噜咕噜的声音吗？这种声音被称为"肠鸣"，是消化系统肌肉收缩产生的声音。

肌肉是如何相互合作的?

人的骨骼肌只能够收缩,不能做出"推"的动作,所以骨骼肌必须成对工作。要想让你的手臂改变方向,你需要通过大脑向肌肉发出信号,附着在骨骼上的肌肉就会通过收缩带动骨骼朝一个方向移动。

人多久吞咽一次?

正常人一般会在 0~2 分钟的时间内咽一次口水。

你知道吗?

肝脏太忙了! 它有 500 多项工作要做,需要双重血液供应。它会储存铁、维生素、矿物质、糖、蛋白质和应急血液等,这些物质随时都可供人体使用。

小肠的内部是什么样的?

小肠的内表面长有很多褶皱,而这些褶皱上还有很多绒毛状突起,被称为小肠绒毛。这些绒毛增加了小肠的吸收面积,可以让人体在食物中尽可能地获得营养。

人类现在的大脑比很久以前祖先的大脑更大吗?

并不是。人类在进化的过程中,最初,大脑是在不断地增大,但从狩猎时代向农业时代过渡后,人类的大脑反而越来越小了。

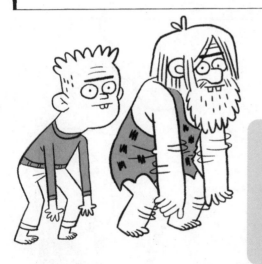

人类大脑的主要组成部分是什么?

我们的大脑约有80%的成分是水。

新生儿有膝盖骨吗?

新生儿没有膝盖骨。在成人膝盖骨的位置,新生儿那里是由软骨连接的,等他们长到约6个月的时候,膝盖骨才会慢慢长出来。

外科医生把东西留在病人体内怎么办？

医生如果在手术中粗心大意，有可能会在病人体内留下异物，比如夹子、手术海绵、手术刀、手术剪和镊子。这是医生的重要失责，要立即取出来，否则会对人体有巨大的伤害。

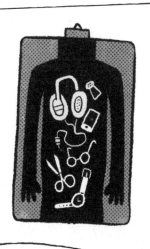

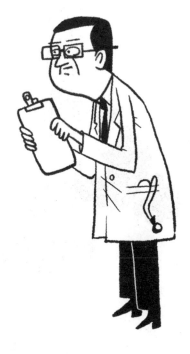

你知道吗？

人体内红细胞的数量比任何其他类型的细胞都多。

"心跳加速"是怎么回事？

当你兴奋或害怕的时候，你会有"心跳加速"的感觉，这其实是你的交感神经在兴奋。

食物会在你身体里停留多久？

你吃的大多数食物会在胃里停留 1~3 个小时，在肠内停留 5~8 个小时。不过，脂肪类食物停留的时间会更长。

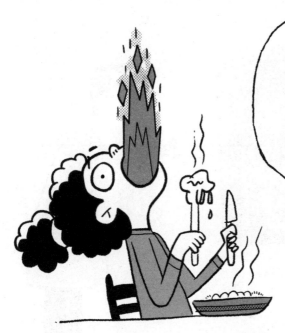

你知道吗？

当你正在读这本书的时候，你肾脏中的肾单位正在过滤你的血液！

你知道吗？

会有人的内脏位置与其他人的内脏位置相反，不过并没有什么不良影响。

"烧心"指的是什么？

"烧心"在医学中指的是胸骨后有烧灼样的感觉，与心脏无关。它的典型症状是胃酸反流到你的咽喉或食物管道，从而引起的灼痛感。

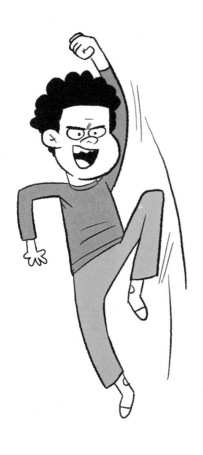

你睡觉时会身体突然"抖动一下"吗？

很多人在睡着的时候都会有身体突然抖动一下的经历，这其实是因为白天过于疲劳，导致我们在入睡时大脑产生了一些错误判断，从而向肌肉发送信号。

你知道吗？

在1分钟内大约有1升的血液通过了你的肝脏！

人的胃里有多酸？

人类的胃里会分泌出胃酸。它是一种比醋酸还要酸的强酸，可以用来杀死我们胃里面食物的细菌，还可以帮助胃消化食物。当我们空腹的时候，胃酸有20毫升~100毫升，当胃酸过多的时候容易造成人体的消化不良。

人体有多少肌肉？

　　人的身体里有 600 多块肌肉。即使你坐着不动，很多肌肉也在工作，它们让你持续呼吸，保持你的血液流动。当你正在阅读这本书时，你的眼部肌肉正在不停歇地工作呢。

咳嗽时飞沫传播的速度有多快？

　　当你咳嗽时，飞沫会以约 100 千米每小时的速度在空气中飞。

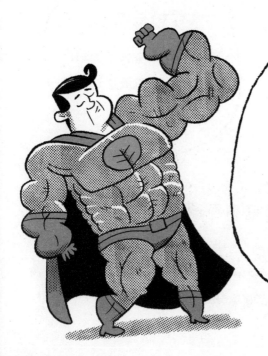

你知道吗？

　　世界上只有几百人拥有极为稀有的血型，即我们常说的"熊猫血"，他们不能接受任何其他血型的输血，所以有时需要在手术前储存自己的血液。

神经信号的传播速度有多快?

神经信号的传播速度十分惊人——一条来自脚趾的神经信息能在不到 0.01 秒的时间内到达你的大脑。

你知道吗?

你的胃里有黏膜。它能阻止胃酸灼烧胃壁,并保护胃壁免受酶的伤害。如果没有这些胃黏膜,你的胃甚至会把它自己全部消化掉!

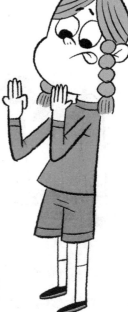

你知道吗?

在你的大脑里,一个针头大小的部分就包含了几千个神经细胞,这些神经细胞称为"神经元"。

你为什么要吃你不能消化的东西？

蔬菜和豆类食物中的膳食纤维是人体无法消化和吸收的，但是我们依然会吃它，是因为它是肠道菌群的重要营养来源。

你知道吗？

肺脱离人体后存活的时间，比其他任何器官脱离人体后存活的时间都长。

你知道吗？

你的骨头其实是有生命的。它们充满了活细胞，所以它们可以进行自我修复。假如你能看到你的骨头内部，你会发现它们的内部满是密密麻麻的小洞——就像海绵一样！如果你的骨头是实心的，它们就太重了，你可能根本动不了。

一滴血中有多少细胞？

一滴血中有超过 5000 万个血细胞。

什么是"大脑冻结"？

当你过快地吃冰冷的食物或喝冰冷的饮料时，你的前额、太阳穴和后脑勺会有一种受到强烈挤压或刺痛的感觉，这就叫"大脑冻结"性头痛，也叫"冰淇淋头痛"。这时你血管会突然膨胀，从而使你的身体感到暖和，但头却会痛哦！

为什么要用防晒霜？

太阳光中的紫外线对皮肤的损伤比较大，长时间被太阳暴晒会晒伤皮肤，严重的甚至能造成皮肤癌。而防晒霜中含有可以隔绝紫外线的成分，有效保护皮肤。

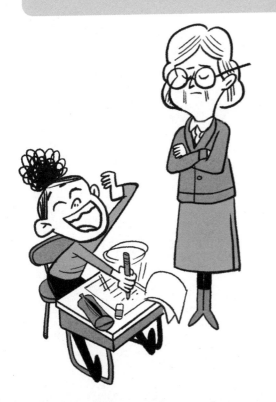

欢笑能帮你战胜紧张吗？

欢笑可以抵消你身体里让你感到压力的激素，所以如果你马上就要考试，你可以试着使劲地大笑哦！

你的瞳孔会变大吗？

是的。当你看到自己喜欢的人或者物时，你的瞳孔将会放大大约 45%。

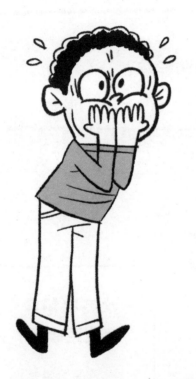

什么是神经元？

神经元就是神经细胞，负责在你的大脑和身体其他部位之间传递神经信息。它们当中，最小的比铅笔画的点还小，最长的则有 1 米长！

你呕吐时的身体状态是什么样的？

当你呕吐时，你胃部和肠子里的肌肉进入了跟正常状态下相反的状态——它们不是把食物往下"推"，而是把食物往上"推"，让食物从你嘴里吐出来。

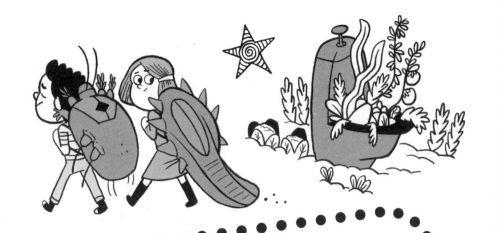

身体入侵者

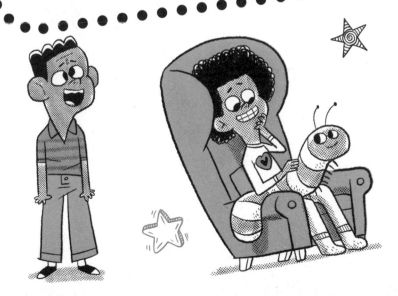

为什么头虱很难被发现？

这些小讨厌鬼可以改变自身的颜色来与周围环境融为一体。所以，不要以为在浅色的头发上你就能够更容易找出虱子来了。

头虱吃什么？

头发里的虱子通过叮咬头皮而吸血！不过别慌，它们太小了，所以你很难感觉到它们的存在。所以，要注意卫生，经常洗头避免长头虱哦。

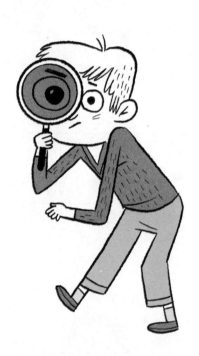

漏斗蜘蛛的尖牙有多锋利？

生活在澳大利亚的漏斗蜘蛛有着锋利的尖牙，可以穿透人的指甲和柔软的鞋子。

有会吸血的虫子吗？

是的。臭虫会叮咬人并且吸血。但是它们讨厌阳光，喜欢在晚上大家睡觉的时候出来活动。为避免臭虫来袭，一定要经常打扫卫生，保持家里干净整洁哦。

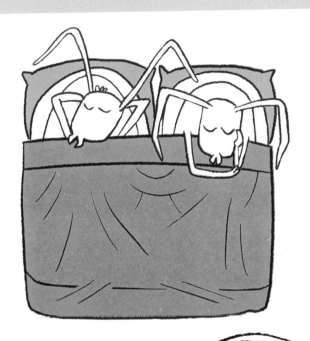

衣服上会生虫子吗？

是的。长时间不穿或者穿过之后不及时清洗的衣服，容易滋生一种我们肉眼看不到的螨虫。它会叮咬我们的身体，所以一定要及时定时清洗衣物。

你知道吗？

喷毒眼镜蛇能将毒液射入攻击者的眼睛。毒液可以造成对方剧痛，同时使对方暂时性失明。所以，一定要离眼镜蛇远一点。

癣是虫子咬的吗？

不是的！癣实际上是一种真菌感染，它会在你的皮肤上引起环状皮疹。

绦虫能活多久？

一条阔节裂头绦虫可以在人体的肠道内活数十年，身长能长到 10 米。最糟糕的是，你甚至根本不知道自己身体内可能有这样一条绦虫！

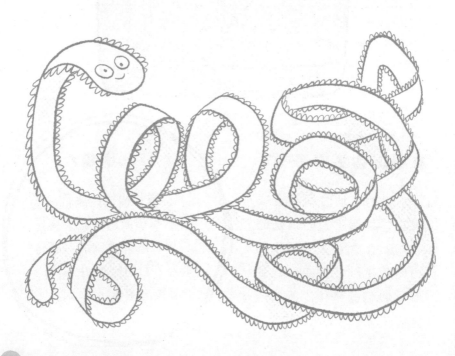

蚊子讨厌什么味道?

蚊子讨厌大蒜的气味,所以你可以放一些大蒜在身上或屋子里来防蚊虫叮咬。此外,你也可以通过电蚊香或者挂蚊帐的方式,来躲开这些"吸血鬼"!

苍蝇有多脏呢?

研究表明,苍蝇身上携带痢疾、麻风病等 60 多种病毒。它不仅会感染人类,也会感染其他的生物。

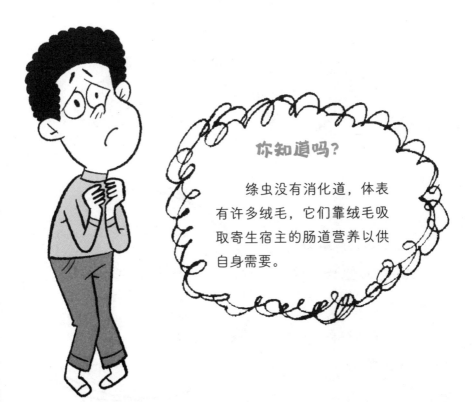

你知道吗?

绦虫没有消化道,体表有许多绒毛,它们靠绒毛吸取寄生宿主的肠道营养以供自身需要。

眉毛里会有虫子吗?

　　蠕形螨是一种生活在眉毛和睫毛中的微小寄生虫。它们很常见，尤其是对老年人而言。在显微镜下观察它们，你会发现它们看起来就像长着短粗腿的蠕虫。

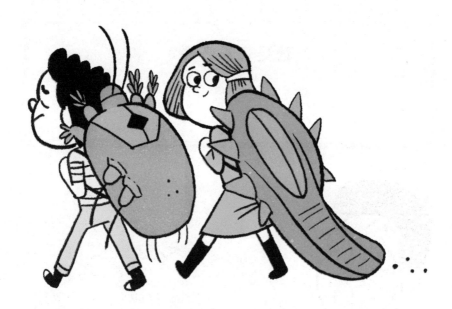

每个人身上都携带寄生虫吗?

　　并不是，但是全世界有不少人体内，都有寄生虫存在。

你知道吗?

　　蚊子吸血时只是刺穿你的皮肤，而马蝇吸血时会用它那锯齿状的下颚撕掉你的一大块皮肤!

老鼠身上有病毒吗？

已知老鼠身上携带上千种病毒，有些病毒对人体的危害是致命的，被老鼠啃食过的东西会留下大量细菌，一定要及时扔掉，不能再吃了。

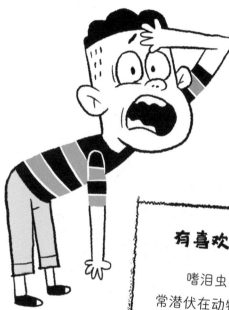

有喜欢喝眼泪的虫子吗？

嗜泪虫喜欢吞咽泪液，所以它们通常潜伏在动物的眼睛周围，等待美味的"眼泪盛宴"。

什么是匐行疹？

匐行疹是由寄生于狗、猫、牛、羊等动物身上的钩虫幼虫侵入人体皮肤，并在皮肤内向前移动，形成的皮肤损害。

你能从宠物身上捉到虫子吗?

许多宠物狗和猫身上都有寄生虫,因为它们的毛发比较多,很容易藏匿跳蚤、螨虫等。如果养宠物的话一定要定期给它们驱虫。

你知道吗?

臭虫和跳蚤可以一整年不吃不喝地在你家里活着。

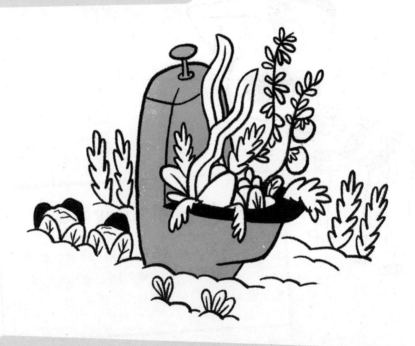

人类的粪便可以做肥料吗?

人类的粪便可以做肥料,但是它不能直接做肥料,需要经过专门的处理再使用。在农村地区,人类粪便发酵后用作肥料有很好的效果。

什么是蛔虫？

蛔虫是人体内比较常见的寄生虫之一，它的成虫会寄生在小肠内，从而引起蛔虫病。这个病主要是因为不注意卫生而摄入蛔虫卵所导致的。

螨虫与疥螨有什么区别？

螨虫与疥螨一样。螨虫一般可分为屋尘螨和粉尘螨，都是疥螨的一种，也是容易引起过敏的微生物。

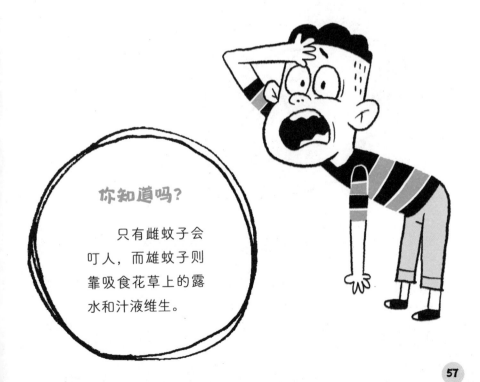

你知道吗？

只有雌蚊子会叮人，而雄蚊子则靠吸食花草上的露水和汁液维生。

吸血蝙蝠会吸人类的血吗？

它们会！以前科学家们认为长毛腿吸血蝙蝠只喝鸟类的血，但在 2017 年的时候，他们发现人血也在长毛腿吸血蝙蝠的菜单上。

蠕虫恐惧症是什么？

蠕虫恐惧症是指人对被蠕虫侵扰的恐惧。不害怕蠕虫的人请举手！

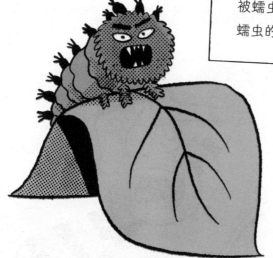

毛毛虫能让人流血而亡吗？

可以。南美有一种巨型天蚕蛾，它身上的每根刺都有毒，如果有人被它的刺扎入身体，一到两天后，这个人可能就会因出血过多而死亡。

蚊子有多少种？

太多了！全世界有 3000 多种蚊子。它们都喜欢生活在炎热潮湿的地方。

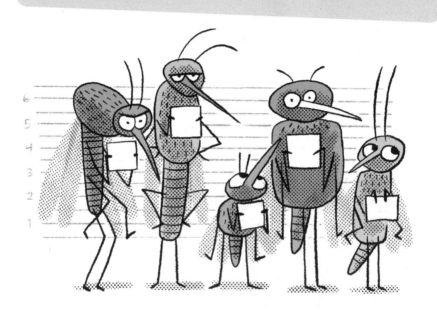

有吃皮肤的虫子吗？

虱状蒲螨的幼虫是一种细小的土黄色寄生虫。它们喜欢吃人的皮肤，会将消化液注射进人体内，使皮肤细胞得到很好的液化，这样它们才能吸收，只有吃饱后它们才会消停下来。

谁的卵像胶水一样黏？

雌性头虱会用一种超级黏稠的蛋白质把卵粘在人的发丝上。即使你摇头、洗头，甚至下水游泳，这些卵都纹丝不动！

跳蚤卵如何才会孵化？

跳蚤卵是不会被轻易孵化的，除非附近有宿主可以提供舒适的住所和美食。

大象是象皮病的罪魁祸首吗？

不是。象皮病是因血丝虫感染导致的，这是一种可以使人"面目全非"的疾病。得了这种病的人，四肢会急剧膨胀，皮肤会变厚并逐渐溃烂。

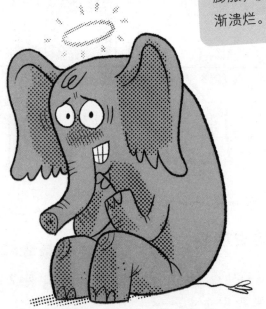

跳蚤都会跳吗？

是的，即使是世界上已知最小的跳蚤——只有1毫米长的热带跳蚤，也能跳起来。

疟疾是如何传播的？

有些蚊子的唾液中含有一种寄生虫，当蚊子叮咬人类时会传播这种寄生虫，从而导致一种被称为疟疾的疾病。疟疾每年会造成全球 100 多万人死亡。

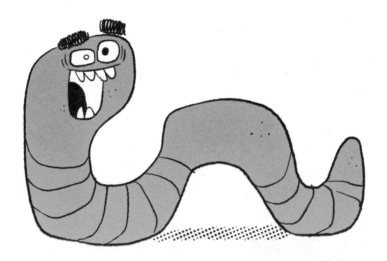

最坏的寄生虫是什么？

目前人类感染的最严重的寄生虫病可能要数几内亚龙线虫病了。如果有人不小心喝了受污染的水，1~2 年后，他的脚上或者腿上可能会蹿出一条长达 1 米的、类似意大利面的虫子。唯一能够把几内亚龙线虫从皮肤中安全取出的办法，是用一根管状物非常非常缓慢地把它包起来，而这可能需要一个月的时间！

虱子能活多久？

雌性头虱的寿命约为一个月，在此期间它平均每天可产卵约 10 个。

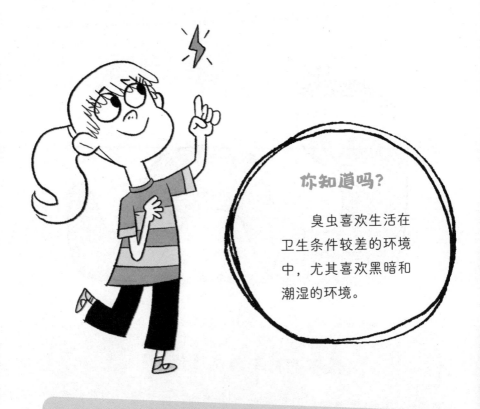

你知道吗？

臭虫喜欢生活在卫生条件较差的环境中，尤其喜欢黑暗和潮湿的环境。

尘螨在哪儿？

尘螨主要滋生在卧具和衣物中，只要有任何动物的地方，就有尘螨的身影。据研究，每张床上尘螨的数量在 200 万只以上。

如何清理螨虫？

在生活中可以使用除湿机降低空气湿度，彻底清洗、暴晒床单和被褥等生活用品，勤清洗更换地毯，使用除螨产品等方法消除螨虫。

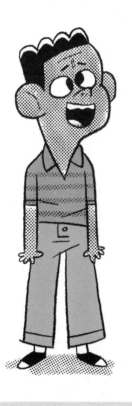

飞虫会通过眼睛进到人的脑袋里吗？

不会的。我们都有被小飞虫进入眼睛的经历，其实眼睛里面有一层结构叫作结膜囊，进入眼睛的小飞虫顶多会存留到结膜囊内，连眼睛里面都进不去，更别提脑袋了。

有虫子能进入人的眼里吗？

非洲西部的斑虻会通过叮咬人体传播一种蠕虫。这种蠕虫会寄生在人的眼睛里，在眼睛周围爬行，甚至可以在皮肤下爬行很多年。

为什么你不能抚摸毛毛虫？

毛茸茸的毛毛虫看起来似乎很适合抚摸，但其实有些虫子柔软的毛毛下面隐藏着毒刺。当被触摸时，这些刺会停留在你的皮肤里，令你感觉很痛苦，并引起发麻、水疱和皮疹等症状。

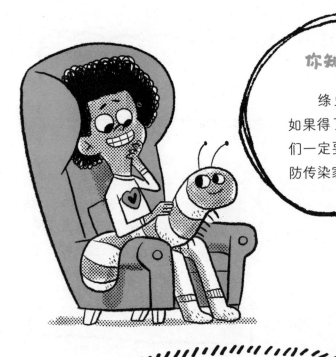

你知道吗？

绦虫病会传染。如果得了这种病，我们一定要及时治疗以防传染家人。

你知道吗？

有严重的蛔虫感染的人可能会呕吐蛔虫。想象一下，呕……蛔虫一般会寄生在肠道里，严重影响人们的身体健康。所以一定要注意饮食卫生。

有甲虫会被困在人头发里吗?

新西兰最大的甲虫是胡虎甲虫,它能用它强壮的下颚为你献上讨厌的一大口"啊呜"!胡虎甲虫有一个外号叫"理发器"——如果你的头发不小心缠住了它们中的某一只,那么就只能用剪刀剪掉那整团头发了!

什么是人畜共患病?

人畜共患病是一种可以在动物和人之间传播的传染病,比如禽流感。

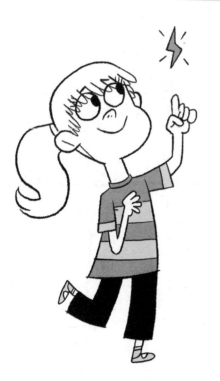

最常见的跳蚤是什么?

世界上最常见的跳蚤是猫跳蚤……如果找不到猫,那吸食人类的血它们也是很乐意的。

为什么蜱虫很难清除？

蜱虫本身很小，繁殖能力却惊人，它从出生到死亡一生都需要吸血。被蜱虫叮咬后，想要将它完整地脱离你的皮肤并不容易，因为它吸血的口器，可能已经深入了你的皮肤，贸然拔出，蜱虫的口器会留在皮肤内，所以建议及时就医，交给医生处理。

如果虱子吸血太多会怎样？

贪心的小头虱可能会因吃太饱而撑死，因为如果吸了太多血，它们那细小的肠子就会被挤爆。

你知道吗？

头虱对热很敏感，所以它并不愿意在发烧的人脑袋上多待。

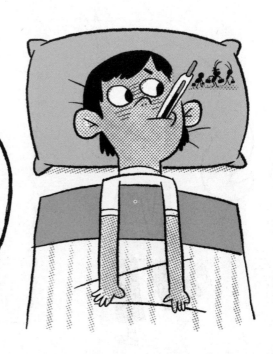

为什么你必须认真挑选游泳的地方？

有一种血吸虫的幼虫尾蚴（yòu）主要生活在野外温暖的草滩、池塘等水域。如果你不小心接触了不明水域的水，血吸虫的幼虫尾蚴很可能会进入你的体内。所以，不要轻易去野外游泳哦。

你知道吗？

蚂蟥可以携带从它们前宿主身上获取的病毒、细菌和寄生虫生存，并把这些再传给后继的受害者。

被蜱虫叮咬是什么感觉？

没人知道！因为蜱虫的唾液中含有一种特殊的麻醉剂，这就是为什么它叮咬你的时候你很难察觉到的原因。

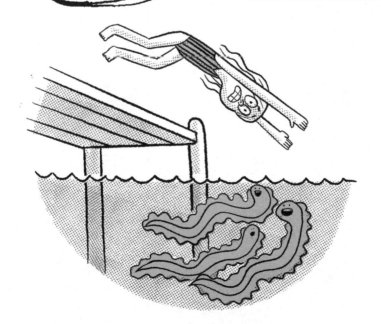

你知道吗？

全球有超过 10 亿人感染了钩虫病，这意味着他们的肠道里寄居着微小的血吸虫。据不完全统计，每只钩虫每天要吸 0.1 毫升的血！

汗蜂会出汗吗？

不会。汗蜂之所以被称为汗蜂，是因为它们喜欢你汗里的盐分！别担心，与其他蜜蜂相比，它们的蜇伤几乎是无痛的。

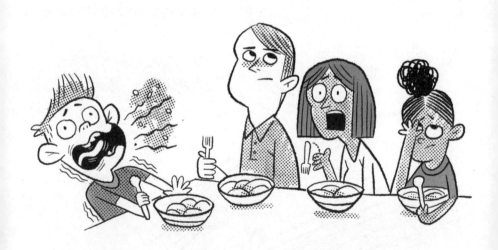

哪种感染会让你打嗝？

贾第虫病有一个讨厌的症状，就是会让你经常打嗝，这种打嗝实在太糟糕了，严重时甚至会导致呕吐！贾第虫病的感染是由一种有触手状肢体的寄生虫引起的。

头虱能跳吗？

头虱的腿又短又粗,所以它们不能跳。就算在平坦的地面上,它们也走得不太好,所以,如果有一只头虱从你的头发上掉下来,你很容易就能抓住它!

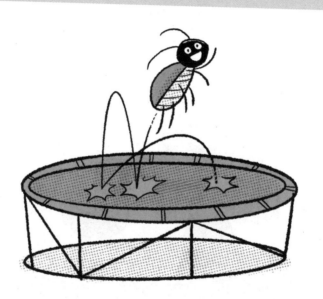

你知道吗?

全世界约有15亿人患有蛔虫病,一旦蛔虫被感染,不及时治疗的话,那些像蚯蚓一样的寄生虫可以在宿主的肠道中长到30厘米长。

你知道吗?

法医可以通过检查尸体来推断死者的死亡时间。

哪些虫子喜欢头皮屑？

尘螨不仅喜欢头皮屑，而且还喜欢住在某片大头皮屑里！

为什么不要动空鸟巢？

如果你发现一个空的鸟巢，千万别碰它。它里面可能含有鸟螨——尽管它们的名字也有"螨"，但不用担心，这些小生物并不喝人的血！

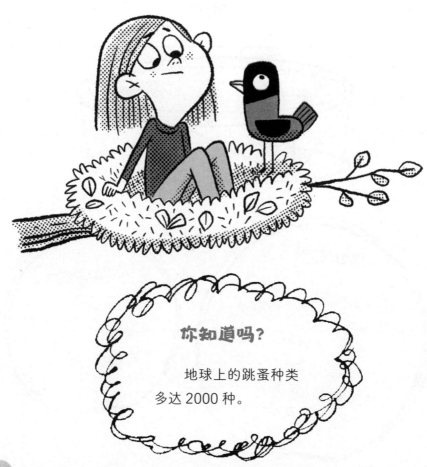

你知道吗？

地球上的跳蚤种类多达 2000 种。

为什么头虱喜欢干净的头发？

头虱更喜欢干净的头发而不是脏头发，因为干净的头发更易于它们移动去吸血。

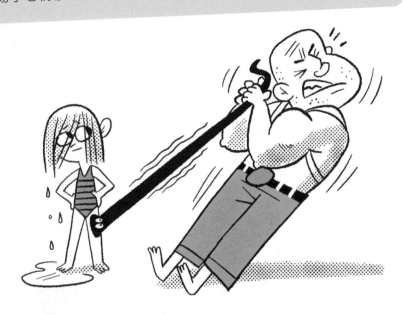

蚂蟥容易从身体里清除吗？

有些蚂蟥真的非常难清除！蚂蟥嘴巴周围伴有吸盘，可吸附于人体的皮肤，起到固定作用。如果强行拉出蚂蟥，可能会造成蚂蟥断裂，部分残留在人体内。

你知道吗？

蜂窝组织炎是一种皮肤反应，由昆虫叮咬引起。它的症状是被昆虫叮咬的周围区域会肿胀得惊人，必须用抗生素进行治疗。

被火蚁叮咬是什么感觉？

被火蚁叮咬的感觉很像你的皮肤被严重烧伤时的感觉，被叮咬的地方还会变成一个发痒的白色水疱。

被蛇咬是什么感觉？

被携带神经毒素的蛇咬伤后，伤口处会出现麻木的症状，逐渐还会丧失基础的知觉。如果不是被毒蛇咬伤，可能会产生疼痛感。

蛲虫卵有多小？

蛲虫卵很小，小到肉眼根本无法看见。它们可以飘浮在空气中，所以当你吸气时，如果虫卵恰好在你鼻子附近，就可能会被你吸入鼻子！

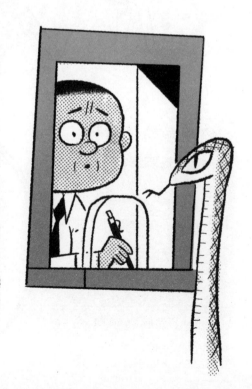

谁传播了黑死病?

寄居在老鼠身上的跳蚤传播了淋巴腺鼠疫,也就是我们所说的"黑死病"。虽然现在这种病很少见,但在 14 世纪时,因这种传染病大肆传播,欧洲有大约 1/3 的人相继去世。

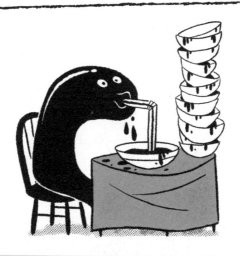

最长的绦虫有多长?

在人体肠道中发现的最长绦虫长度达 18 米,相当于 4 辆小轿车首尾相接的长度!

一只蚂蟥进食要花多长时间?

一只蚂蟥需要花上 20 分钟才能让自己吸饱血。在吸血的时候,蚂蟥会分泌一种阻止血液凝结的酶。它们通常一吃饱就会松口,但被咬伤的地方还会继续出血,一直到阻止凝血的物质没有为止。

被蚂蚁咬伤会痛吗？

被蚂蚁咬伤也是会痛的，而最痛的是被子弹蚁咬伤。被它咬一口就像被子弹击中一样，疼痛感甚至可达 24 小时。

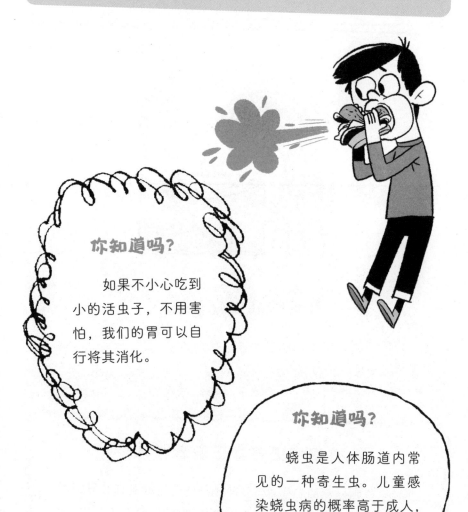

你知道吗？

如果不小心吃到小的活虫子，不用害怕，我们的胃可以自行将其消化。

你知道吗？

蛲虫是人体肠道内常见的一种寄生虫。儿童感染蛲虫病的概率高于成人，一定要培养良好的个人卫生习惯和饮食习惯哦。

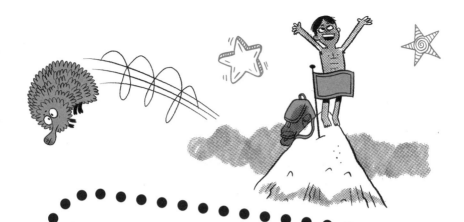

那些 "重口味" 的事实

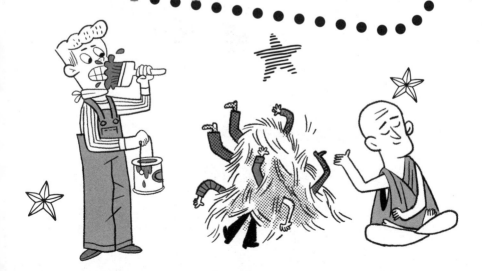

剪掉的头发还有用吗？

剪掉的头发可以用来制作漂亮的假发，还可以制作油污清理工具，甚至还会有人将其编成手链。

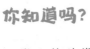

你知道吗？

正常人的头发一年能长 12~15 厘米左右。

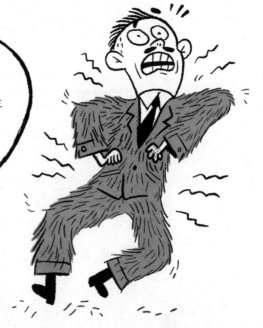

头发拥有很强的去污能力吗？

是的。有研究人员称，头发具有很强的吸油能力，甚至可以用它来清理泄露的石油。据统计，1 千克头发可以吸附 8 公斤的原油。

胳膊上可以长耳朵吗？

如果出意外事件，耳朵受伤严重的话，医生可以采用在胳膊上"种植"耳朵的治疗方式，时机成熟后再将耳朵移植到头上，让人重新获得听力。

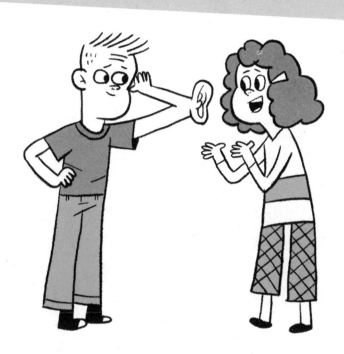

耳垂可以被拉多大？

世界上最大的耳垂大到可以在耳垂里放一个直径11厘米的圆环。

你知道吗？

人的耳朵里面有全身最小的骨头。

有人可以用屁弹曲子吗？

　　法国有一位著名"屁王"勒·派多曼。他可以随意控制自己放屁的时间和声音，甚至可以用屁音制造各种节奏和"弹曲子"。这是一种专门的技巧，并不会散发异味影响观众观看。

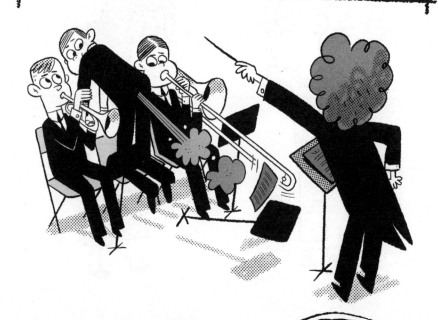

用头发可以钓鱼吗？

　　澳大利亚有一位小伙曾在自己的头发上绑上鱼饵，用它钓鱼。这真的是"愿者上钩"呀。

你知道吗？

　　有的人特别讨厌细菌，他甚至会用好几层薄纸和薄膜把自己的餐具手柄包起来。

为什么看牙时你需要确认牙医的资格？

意大利警方调查病人对一位牙医的投诉时发现，这位牙医一直在使用普通电钻给病人钻牙，他甚至根本没有牙医资质。

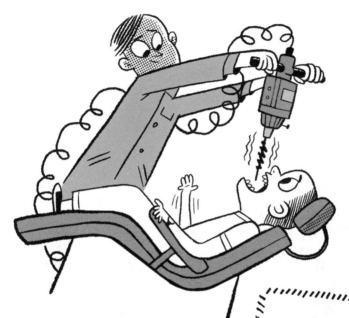

有竖瞳的人类吗？

人的瞳孔都是三四毫米左右的正圆形。竖瞳一般存在于动物的身上，比如小猫等。

你知道吗？

有些非洲文化特别推崇疤痕，他们会在皮肤上制造出凸起的疤痕作为装饰，同时凸显他们的勇敢。

大脑受伤会引起牙痛吗?

是的。大脑中有很多神经元,如果损伤到局部神经的话,也可能会引起牙痛。

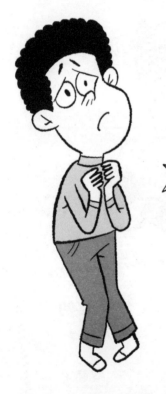

什么是植物人?

植物人是指人类的一种特殊症状,他们丧失了对外界认知和交流的功能,长期处于昏迷状态,但有正常的呼吸和心跳。

植物人能恢复成正常人吗?

植物人有可能会恢复到正常人的状态,只是几率比较小,即使醒来也有很大几率会留下后遗症。

人一次最多可以吃多少东西？

正常成年人的胃在完全空腹的情况下，仅有约 500 毫升大小，但如果他不停地吃东西，胃甚至可以扩展到原来的 30 倍大小。

细菌能吃吗？

我们平常饮用的水、吃的食物上存在很多无法用肉眼看到的细菌。这些细菌都被我们吃进了肚子里。不过不用担心，一般的细菌都不会致病的，我们的肠道系统有很多益生菌会消灭它们。但是，我们依然要注意卫生，大量的细菌还是会让人生病的。

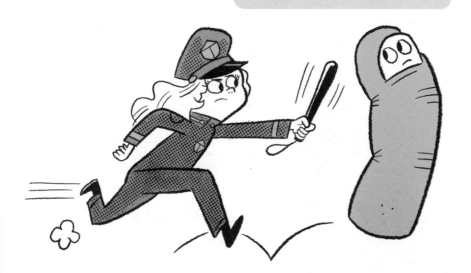

凭借指纹可以找到一个人吗？

可以的，每个人的指纹都是独一无二的。但要找到一个人还得确保这个人的指纹被采集过。

坐过山车会让人产生失重感吗?

很多人坐过山车会感觉自己像挣脱重力飞起来了一样，实际上那是重力加速度在下冲的时候，抵消地球引力而产生的一种感觉，不是失重。

钉子卡到喉咙里怎么办?

如果钉子卡到喉咙里，一定要赶紧去医院治疗，这是一件非常危险的事情，很可能会致命。所以，千万不要随便吞东西。

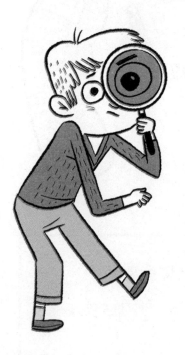

你知道吗?

登山运动员阿伦·罗斯顿的胳膊曾被一块倒下的巨石压住，被困 5 天后，他不得不采取极端的方式自救——用小刀砍断了自己的胳膊。

屁能把人熏死吗?

屁里面含有 3%~5% 的甲烷。有科学家做过研究，要是把 605 个人的屁收集起来，这里面含有的甲烷气体真的能把一个大活人熏死。

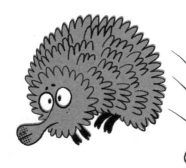

你知道吗?

在野外的水沟或者池塘中游泳,很容易受伤或溺水而亡。所以,千万不要去野外游泳。

刺猬会咬人吗?

一般情况下不会，但是野生刺猬在心情不好或受到惊吓时可能会咬人。不要轻易捉路边的小刺猬哦。

会有人给自己的牙齿染色吗？

在有些国家有一种传统的习俗，他们会把自己的牙齿染成黑色的。

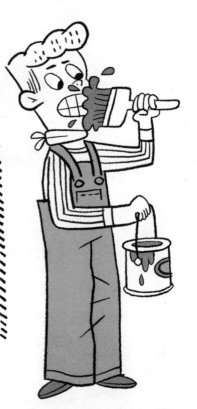

髋关节坏死可以换吗？

是的，当人体的髋关节严重坏死，无法工作的时候，可以进行人工髋关节置换，也就需要把坏掉的骨头切掉，插入一个假的人工关节。

人的耳朵上可以带多重的耳饰？

正常情况下，人的耳朵可以承受的耳饰重量在 5 克以下，也会有一些人喜欢带比较夸张的耳饰，但不能长期佩戴，太重的话耳垂会有下坠感，容易受到伤害。

指甲有什么作用?

指甲在保护你身体方面起着重要作用。它们不仅能保护手指,还可以协助手部完成抓、握、拿、弹等各种动作。

你知道吗?

短时间内喝太多水的话,会加重肾脏的负担,让人产生恶心、消化不良等现象,严重的话甚至会造成水中毒。

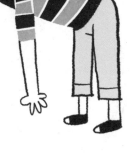

你知道吗?

吉尼斯世界纪录最长指甲称号的获得者是一名英国女子,现在她双手的指甲总共长约 12 米。

实验室里可以培育出新的牙齿吗？

是的。目前已经有科学家利用老鼠的干细胞为其培育出了新的牙齿。不过技术还不太成熟，所以无法在人类中普及。

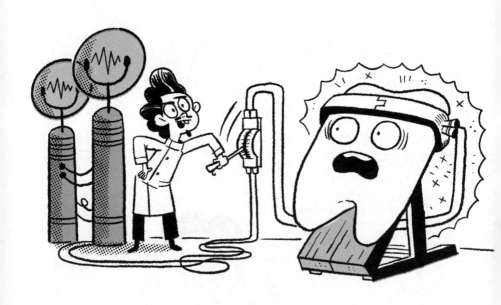

你知道吗？

拥有最长胡子世界纪录的是一位印度人，他的胡子垂下来可达 4.26 米长。

人有两幅牙齿吗？

是的。一副乳牙，一副恒牙，先长出来的是乳牙。一般在 6 岁左右，小孩子会长出第一颗恒牙，之后会不断地替换，最终乳牙替换成恒牙。

头发可以捐赠吗？

当然可以。你捐赠的头发可以制成假发给癌症患者用，带给他们温暖。不过他们对捐赠的头发有着严格的要求。

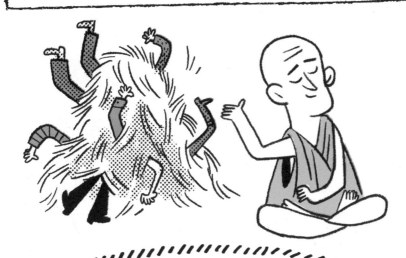

你知道吗？

非洲有的部落有一个古老的传统，就是在女性的下嘴唇上放一个陶土圆盘，让下嘴唇向外伸展。但是，这么做之前必须先拔掉下颌的牙齿。

睡眠为什么那么重要？

每个人都知道睡个好觉可以帮助我们集中注意力。若睡不好则会对身体有很多不好的影响。比如，睡眠不足会使人更容易发胖，还会降低人抵抗疾病的能力等。

哪里设有"吃荨麻奖"？

每年，人们会从世界各地赶往英国多塞特郡，参加一年一度的"生吃荨麻锦标赛"。

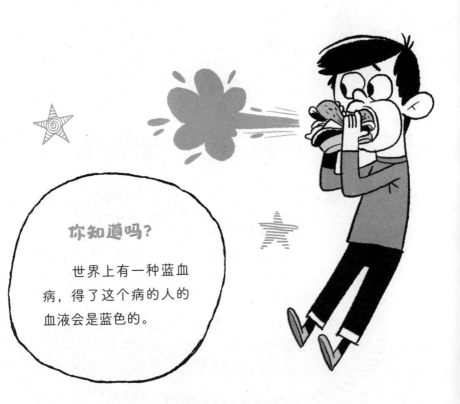

你知道吗？

世界上有一种蓝血病，得了这个病的人的血液会是蓝色的。

人可以改变皮肤的颜色吗？

人的皮肤是白皮肤、黄皮肤还是黑皮肤是基因决定的，所以皮肤的颜色后天是不能改变的。

缺少一个肾会怎样?

　　人类有两个肾脏,如果缺少一个肾脏的话,短时间内不会影响一个人的身体,但是长时间就可能会发生肾衰竭。所以,要保护好自己的肾。

人身上的脂肪能抽出来吗?

　　是的。随着医学的进步,现在有抽脂手术能够抽掉人身上多余的脂肪,但是这个手术具有很高的风险,如果想甩掉脂肪还是运动起来吧。

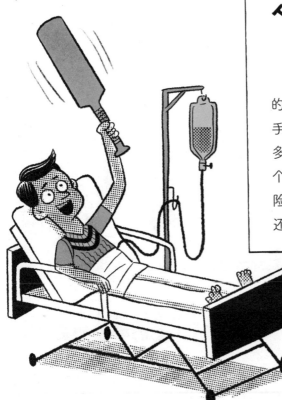

过度运动对身体有损害吗?

　　是的。过度运动会损伤人的骨骼、肌肉、关节等地方。我们的运动要符合我们的身体负荷量,不要过度运动。

长期不洗头会有什么影响？

长期不洗头的话，头皮分泌的皮脂、汗液会和空气中的尘螨混合在一起，引发头皮的炎症，甚至还会诱发毛囊炎。所以，头发一定要经常清洗。

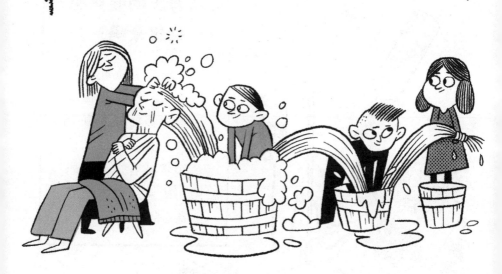

你知道吗？

我们日常用的肥皂的制作材料都是从动物身上获取的脂肪，其实人体的脂肪也是可以制作肥皂的，因为肥皂所含成分就是脂类物质。

人的眼睛和鼻子是相通的吗？

是的。我国中医中讲究"七窍相通"，不仅眼睛和鼻子是相通的，我们的五官其实都是相通的。

人的鼻孔能"收缩自如"吗?

据统计，世界上只有约 3% 的人的鼻孔能放大和缩小。这主要是由于这些人的鼻翼软骨较软，是个人基因造成的。

为什么有人登上很冷的高峰后想脱衣服?

这是因为他们的身体在失温，也就是寒冷影响了人体的中枢神经系统，导致明明身体温度在下降，还会忍不住脱衣服，有时还会产生幻觉，是一件非常危险的事。

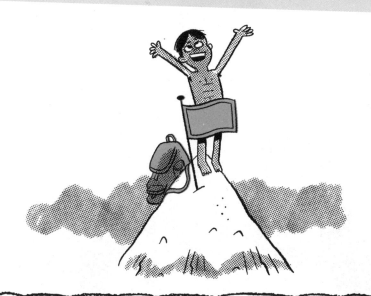

为什么有人肚脐长毛?

这跟遗传和人体内的雄性激素多少有关系，一般男生毛发旺盛，更容易肚脐长毛。

长期不睡觉会怎样?

长期不睡觉会导致人的情绪产生障碍，注意力和记忆力下降，反应也会迟钝，甚至有抑郁的风险。我们一定要保持充足的睡眠。

你知道吗?

有些地区会举行肚脐绘画比赛，不过他们用的都是健康无毒的绘画颜料。看看谁在肚子上画画最好看。

你知道吗?

世界上有很多同卵双胞胎与同为同卵双胞胎的人结婚。多么巧合的事情!

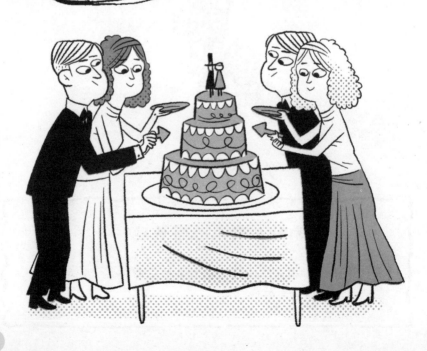

脚指甲可以做什么？

乌拉圭有一位艺术家用自己剪下的脚指甲创作了拼贴画。

人有多少根头发？

正常人的头发有 10 万根左右，但是头发也是有生命周期的，我们的头发在不停地脱落和生长。

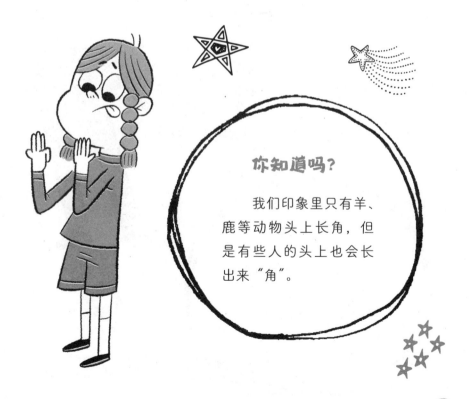

你知道吗？

我们印象里只有羊、鹿等动物头上长角，但是有些人的头上也会长出来"角"。

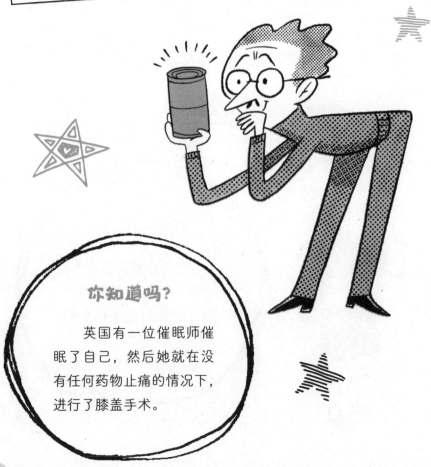

人的眼睛看到的世界是颠倒的吗？

是的。我们人眼看到的物体其实都是上下颠倒的，是大脑及时纠正了它。

人身上有多少血管？

把身体循环系统上所有的静脉、动脉以及毛细血管首尾相连放在一起，总长度可以超过 10 万千米，能绕地球两圈呢。

你知道吗？

英国有一位催眠师催眠了自己，然后她就在没有任何药物止痛的情况下，进行了膝盖手术。

谁是世界上脖子最长的人?

缅甸的喀伦族以长颈为美,这个族的女性在 5 岁左右就要在脖子上带上铜环,用来拉长脖颈,她们中脖子最长的可达 70 厘米。

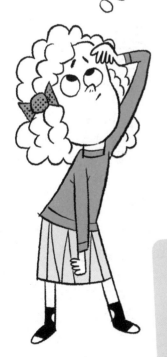

你知道吗?

一位叫加里·特纳的英国人被称为"世界上皮肤最有弹性的人"!其实,他患有一种罕见的皮肤弹性过度综合征,因为这种病,他可以把自己的皮肤抻到 15.8 厘米长。

人和蠕虫有什么相同点?

有科学家做实验发现,人类的基因和深海里两种蠕虫的基因有接近 70% 的相似。也就是说,在 5 亿年前,人类和蠕虫可能会有共同的祖先。

人的头发可以拉长吗？

是的。正常人的头发是可以拉长出一段距离的，如果你的头发一拉就断了，说明你的发质不健康，该补充营养了。

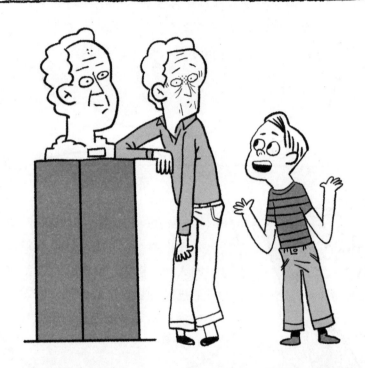

你知道吗？

据统计，这个世界上只有20%的人拥有动耳朵这一项神奇的技能。

人的肝脏会再生吗？

是的。肝脏是人体内为数不多的可再生器官之一，即使你的肝脏被切掉三分之二，依然还是会长出来的。

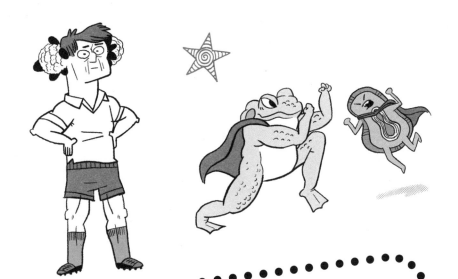

疾病和
身体失灵

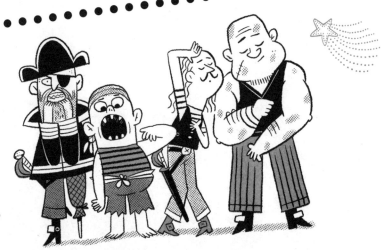

你知道吗?

甲真菌病,也就是我们熟悉的"灰指甲",能使你的指甲变绿。

你知道吗?

如果流鼻血特别严重的话,血液可能会从嘴巴里涌出。

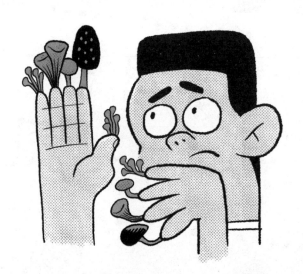

人的尿液会变黑吗?

黑尿热病的得名是因为患此病的患者会排出黑色的尿液。这是一种急性血管溶血,常见症状有寒战高热、腰痛、排尿有刺痛感等,是一种较为少见的疾病。

呕吐前身体有什么反应呢?

在呕吐前大部分人都会流很多口水,还会有恶心的感觉,这是正常的生理现象,这跟胃酸刺激和胃部疾病有关。

瘀伤是怎么造成的?

瘀伤就是皮肤下的血液渗出——渗出越大,造成的瘀伤面积就越大。

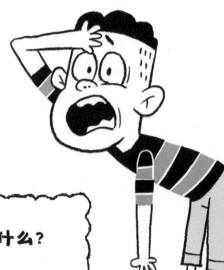

耳屎太多会发生什么?

头部受伤或耳垢堆积会导致耳鸣。嗡嗡声、哨声、嘶嘶声等噪音会在耳朵里一直响个不停!

什么是黑毛舌？

黑毛舌是指真菌感染导致舌头局部变暗，使舌头呈现黑色或棕灰色，像长黑毛了似的。

什么是猴痘？

猴痘是一种由猴痘病毒引起的人和动物都会得的疾病，最初是在猴子身上发现的，具有传染性。

你知道吗？

患有罕见的纳尔格利综合征的人没有指纹。

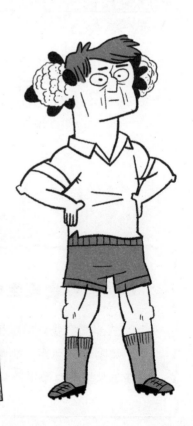

什么是菜花耳？

菜花耳也称花椰菜耳，是指耳朵受到挤压或外伤引起的耳郭受伤问题。这导致耳朵表面会凹凸不平，像菜花的形状，因此又称为菜花耳。

腊肠指（趾）是怎么回事？

如果一个人的肝脏不能正常工作，他们的手或脚就会肿起来，从而使他们的手指或者脚趾看起来像腊肠。

你知道吗？

胶耳就是耳朵里充满了黏稠物质，这会使人的听力下降，对声音变得迟钝，有耳塞、耳鸣的感觉。

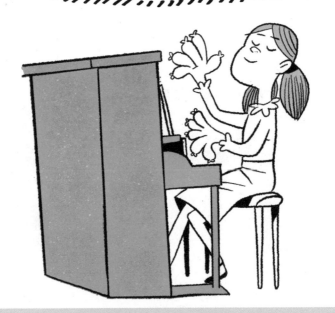

真有蓝皮肤的人吗？

是的。这些人不仅是蓝色的皮肤，他们的血液都是蓝色的。科学家研究，这可能跟他们血液中的血色蛋白含有的元素有关。

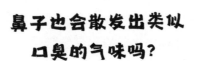

鼻子也会散发出类似口臭的气味吗？

口臭不仅仅来自口腔，鼻窦炎也能让鼻子呼出有异味儿的气体！

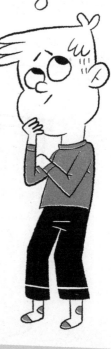

谁打了一年的嗝？

美国有一位歌手打嗝持续了整整15个月！最后，他做手术换了一个胃瓣膜才治好这次漫长的打嗝。

什么是鼠咬热？

鼠咬热是一种由家鼠或啮齿动物的咬伤引起的急性传染病，可引起人体温升高、头痛、呕吐和关节疼痛。

有不怕痛的人吗？

是的。无痛感症是一种先天疾病，得这个病的人会无法感觉到疼痛和冷热，且无法排汗，这导致他们的体温过高。但是，因为没有痛感他们会经常弄伤自己。

什么是早衰症？

绝大多数人在进入中老年后才会有脱发、长皱纹、身体器官老化等症状，但是早衰症的人会在 20 岁左右就出现这些症状，而且他们的生命也只有 20 多年。

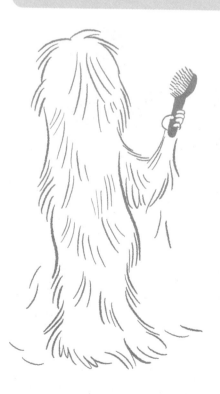

真的有狼人吗？

患有多毛症或狼人综合征的人，全身都长着超长的毛发，包括脸上和脚趾上。不过，他们只是长相像"狼人"，可不是真正的狼人哦。

什么是坏血病？

维生素 C 缺乏症，也就是我们所说的"坏血病"。这种疾病是由于长期维生素 C 摄入不足所引起的，会导致牙龈松软，牙齿松动，皮肤上出现紫色斑点等情况。在古代，水手因长期在海上漂流，吃不到新鲜的水果和蔬菜，容易得坏血病。相比于遇到海盗来说，他们更害怕患上坏血病。

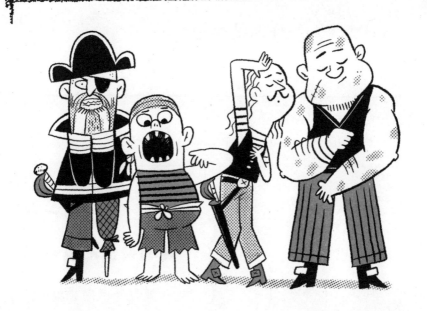

你知道吗？

小头症患者的头比一般人的头小得多。

肿胀的腺体是什么？

在你生病的时候出现的肿胀的"腺体"，实际上是你的淋巴结在抵抗感染。淋巴结可以肿胀到一个橘子的大小。

牛蛙能对付细菌吗?

科学实验表明，牛蛙分泌的蛋白质可以消灭一种超级细菌。

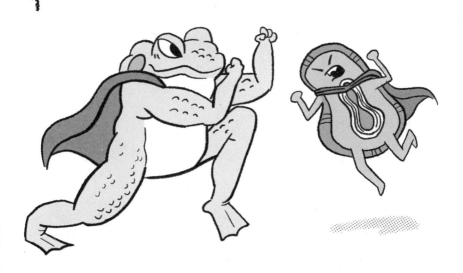

用力刷牙会让牙齿更干净吗?

不会的。科学家实验表明，过于用力的刷牙会伤害牙釉神经元，不仅不会使牙齿变白，还会磨损牙齿上的牙釉质，使它们看起来更黄更黑。

你知道吗?

据统计，中国每年会发生近 20 万起交通事故。

为什么要避开爬行动物的粪便？

有些爬行动物看起来很有趣，但也很危险。据统计，90% 的爬行动物粪便中都含有沙门氏菌，这种细菌可能会传染给人类，并导致严重的疾病。

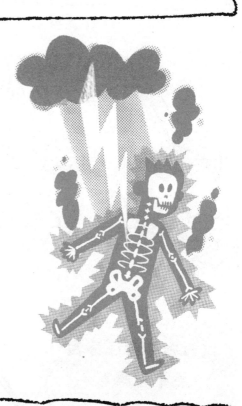

什么病能"锁住"下巴？

破伤风会引起面部肌肉痉挛并阻止我们张开嘴巴，这就是为什么破伤风被称为"能锁住下巴的病"的原因。

被闪电击中人还能活下来吗？

被闪电击中后人活下来的几率非常小，即使有幸活下来了，闪电也会对人体造成巨大的且不可挽回的伤害。所以，我们一定要在雷雨天气躲避闪电。

什么是激光半飞秒眼科手术？

激光半飞秒眼科手术就是在眼角膜上切一个切口，用激光改变角膜的形状，从而矫正视力。在这个手术过程中，病人始终是清醒的！

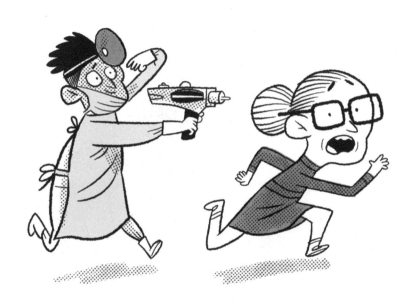

什么病毒能让你拥有"仓鼠的脸蛋"？

腮腺炎病毒会引起唾液腺的疼痛肿胀，并使患者脸颊肿得像仓鼠的胖脸颊一样。

你知道吗？

痤疮是不会传染的，也不受皮肤是否清洁的影响——事实上，过度的清洁皮肤反而会使痤疮恶化。

头上特殊部位的肿块能改变你的声音吗？

可以。头上有些部位的肿块可能会连着影响声音的神经元，从而改变你的声音。所以一定要保护好我们的头部。

什么是太空病？

太空病是宇航员在外太空中缺乏重力从而导致的大脑混乱、头痛、恶心、失去平衡的感觉。

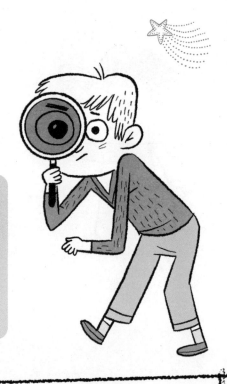

为什么发烧可能会对你有好处？

如果想杀灭你体内的入侵细菌或病毒，体温 37℃时免疫系统的杀伤力是最强的。所以，轻度发烧是你身体自我清理病毒的一种方式！

什么会导致眼睛变成完全黑色的?

患有罕见的无虹膜症的人没有虹膜,所以他们的眼睛看起来完全是黑色的"黑洞"。

有人对手机过敏吗?

有!如果有对镍金属过敏的人,他的皮肤接触到任何由镍制成的手机外壳或电话听筒时,都会出现过敏现象。

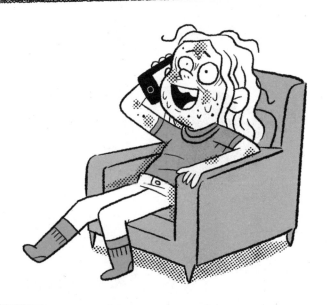

什么是甲状腺肿?

饮食中缺乏矿物质碘会使我们的甲状腺变得肿大,从而在颈部形成一个大肿块,这种症状也被称为"甲状腺肿"。

什么是"关节过度活动综合征"?

全球大约有 1/4 的人有着比普通人更灵活的关节。这种情况被称为"关节过度活动综合征"或"关节松弛症"。在大多数情况下，它是完全没有影响的，甚至会产生令人印象深刻的效果！专业的柔体杂技演员就会把自己这种"超级流动性"转变成表演艺术。

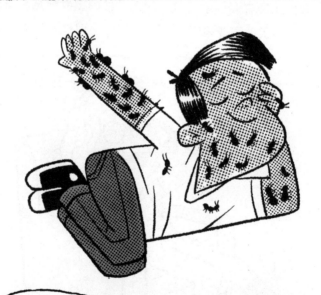

你知道吗?

高烧会引起一种叫作"蚁走感"的不舒服的感觉，就像全身爬满了蚂蚁一样！

人类通过接种疫苗终结了哪些疾病?

天花是唯一通过接种疫苗可以被彻底消灭的人类传染病。

上网冲浪对你有好处吗?

适当上网可以拓宽视野!加州大学的一项研究表明,适当使用网络可以刺激大脑中负责决策和推理的部分。但一定要控制好上网时间。

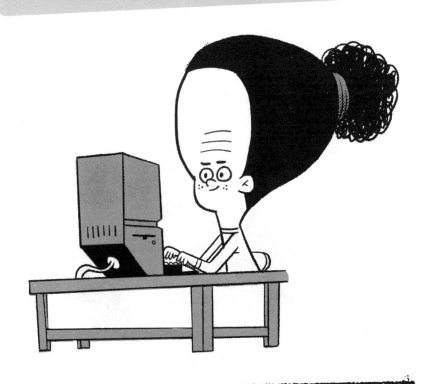

有人会失去感觉吗?

患有嗅觉缺失症的人没有嗅觉,味觉也很差。虽然这会使他们的生活变得有点儿枯燥,但是,他们也可以从容地面对一些潜在的危险,比如烟雾。

人的身体里有铁吗?

是的。普通人体中含有的铁足够生产一根7厘米长的铁钉了。

什么是乳痂?

乳痂是婴儿头皮上带硬壳、黄色的、有皮屑的东西。它看起来有点儿脏脏的,不过它并不会影响小宝宝的健康!

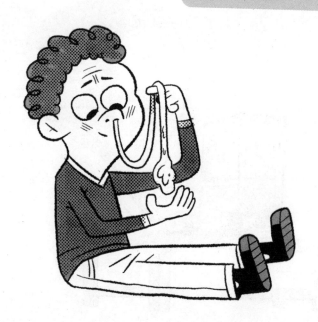

你的鼻涕可以告诉你什么?

鼻涕通常是透明的、稀薄的,但如果你身体里有细菌感染,它就会变成黏稠的、黄色的,甚至会变成绿色的!

为什么极地探险家会冻伤?

当探险家在零下的温度下,无法保持手脚温暖的时候,他们的血液就会很少流到他们的四肢。于是,他们的手指和脚趾就可能腐烂和变黑。如果真的发生这种情况,他们需要及时接受治疗,严重者甚至可能会需要截肢。

人会产生绿脓吗?

有些感染会让人产生绿脓。这种怪异的疾病由一种名为"假单胞菌"的细菌引起。

你知道吗?

印尼有一位渔民患有一种罕见的疾病。他的身体对抗疣病毒的方式,是长出巨大的、看起来像树皮的生长物来遮盖皮肤。

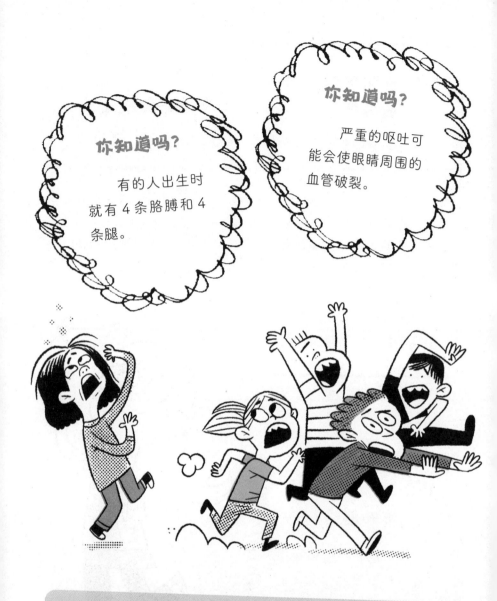

你知道吗?

有的人出生时就有 4 条胳膊和 4 条腿。

你知道吗?

严重的呕吐可能会使眼睛周围的血管破裂。

打喷嚏时会发生什么?

当人打喷嚏时,会有超过 40000 个水滴被喷到空气中。如果他的身体里有传染性细菌,都会被传播到空气中,所以还是戴上口罩吧!

你知道"爆炸头综合征"吗?

"爆炸头综合征"也叫"大脑综合征",这个病并不像听起来那么可怕,它可以说是一种严重的耳鸣——患者在入睡时会听到巨大但并不真实存在的爆炸声。

为什么水疱摸起来湿湿软软的?

水疱摸起来湿湿的、软软的,是因为它们充满了淋巴和其他体液。

你知道吗?

有一种巨人症,它会让人长很高。世界上最高的巨人症患者有 3 米多高,过高的身体已经严重影响到了他的生活。

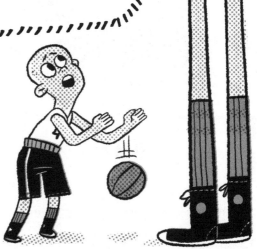

为什么滑雪的人要戴墨镜？

你可能认为海滩比雪山更适合戴太阳镜，实际上，滑雪的人必须特别注意保护自己的眼睛。因为当眼睛被冰雪反射的强烈阳光晒伤时，就很容易患上雪盲症。

"草莓舌头"长什么样儿？

猩红热的一个症状就是患者的舌头看起来像草莓一样肿胀，颜色也会变成类似草莓的鲜红色。

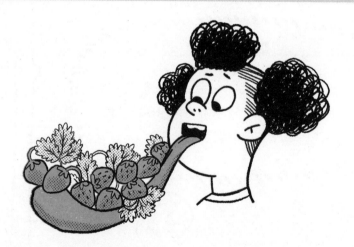

眼角膜受伤可以修复吗？

受损的眼角膜可以在眼角膜移植手术中被替换。随着医学技术的发展，现在已经有了人工培育的眼角膜。

谁会接受一些不必要的治疗？

有一种病叫作孟乔森综合征，患此病的人会产生精神方面的问题，喜欢伪装或制造自身的疾病来赢得他人的照顾或同情。

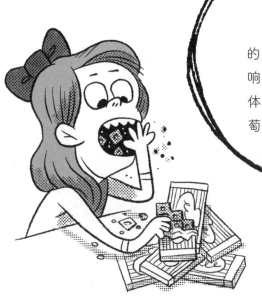

你知道吗？

鼻息肉是鼻孔内的肉质生长物，会影响嗅觉。大的鼻息肉体积可能会跟一颗葡萄一样大！

一次性吃太多巧克力会怎样？

巧克力是一种高脂肪食物，吃太多对人体没有好处。且巧克力容易产生饱腹感，一次性吃太多的话，还会导致消化不良、食欲缺乏等症状。

谁的进球庆祝最痛苦？

为了庆祝进球，足球运动员保罗·迪奥戈试图跳过球场边上的障碍物，可他的结婚戒指却不慎被铁网勾住了，因为扯掉时用力过猛，他的上半截手指都被扯掉了。

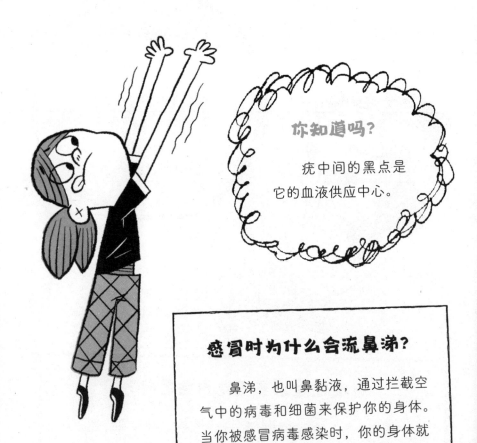

你知道吗？

疣中间的黑点是它的血液供应中心。

感冒时为什么会流鼻涕？

鼻涕，也叫鼻黏液，通过拦截空气中的病毒和细菌来保护你的身体。当你被感冒病毒感染时，你的身体就会产生更多的鼻黏液来对身体进行自我保护。

什么是臭鱼症？

臭鱼症又叫鱼臭症、异臭病。患这个病的人的身体无法有效代谢三甲胺，从而导致呼吸、汗液等分泌物出现三甲胺味——一种腐烂臭鱼的味道。

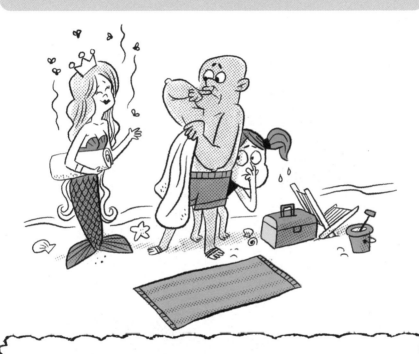

什么东西会让你满嘴臭气？

牙龈坏了会容易使人患上一种被称为牙龈炎的感染。牙龈炎会导致人的口腔溃疡以及让人产生最难闻的口臭。

什么是痈（yōng）肿？

痈肿就是皮肤上充满脓液的肿块，这些肿块有的甚至有高尔夫球那么大，更糟糕的是，它们可以传染！

夏季为什么会长痱子?

　　夏季的气候比较闷热潮湿,汗液无法及时从皮肤里排出,汗腺就会堵塞,导致皮肤长期被汗水浸透,刺激表皮,从而引起痱子。

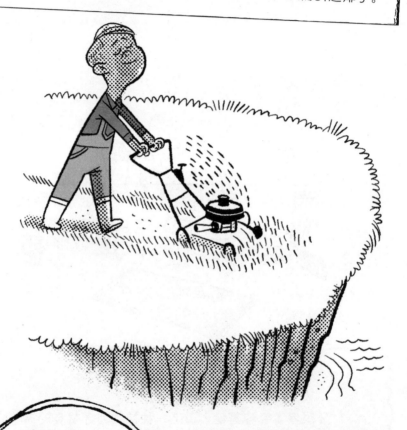

你知道吗?

　　如果人为操作不当的话,割草机致死事故发生率会非常高。

你的哪个关节最灵活?

　　肩关节是你身体中最灵活的关节。但是它也是最容易脱臼的关节!

当伤疤过度愈合时会发生什么?

皮肤受损后,疤痕组织的形成有可能会失控,从而形成一种被称为"瘢痕瘤"的橡胶状生长物。

你知道吗?

早期的斑疹伤寒疫苗,是用吸食人血的虱子制成的!

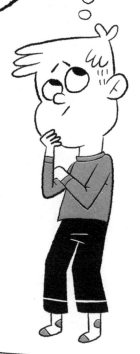

世界上最大的寄生虫是什么?

最大的寄生虫是鱼绦虫。它的寿命可达 20 年,体长可达十几米!

以前的人是怎么治疗疣的?

据古资料记载,我国古代治疗疣,主要是以针灸和民间的药方为主。

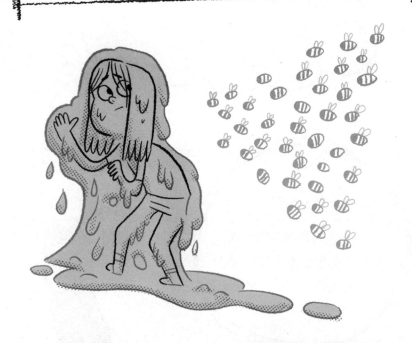

你知道吗?

如果人身体上有伤口感染,不能及时得到治疗的话就有可能会致命。

蜂蜜能治疗伤口吗?

蜂蜜有一定的疗伤作用。在过去,人们通常用蜂蜜和柳树皮来治疗伤口。因为蜂蜜是一种天然的防腐剂,而柳树皮含有阿司匹林中的止痛成分。

强光能让你打喷嚏吗？

有些人对强光的反应就是打喷嚏，这被称为"光喷嚏反射"。这种症状还可能会遗传。

针灸可以随便扎吗？

不可以。扎针灸的时候需要专业的医师对专门的穴位进行扎针，随便扎的话，有很大的危险性，像人的头面部、颈部、胸部等重要位置，如果扎错了，会有致命的危险。

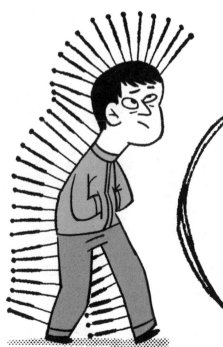

你知道吗？

有一种肺病叫作"尘肺"，它是由于吸入过多的粉尘颗粒，引起的肺部纤维化病变，导致人们肺功能受损、呼吸困难的疾病。

谁的阑尾最长？

阑尾的平均长度约为 10 厘米，目前已知的最长的阑尾是从一位克罗地亚人身上切下来的，长达 26 厘米！

纹身对人体有害吗？

是的。纹身属于一种小型手术，在纹身过程中会对皮肤造成一定的损伤，甚至还会导致皮肤出现破损、发炎等情况。

你知道吗？

饭后不能立即吃水果，因为食物从进入肚子里到消化掉至少要两个小时，如果饭后立刻就吃水果的话，容易让水果留在胃里，导致胃胀。

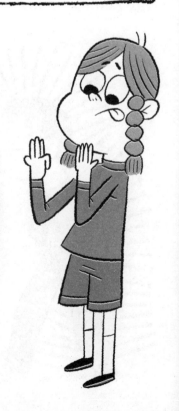